『十三五』国家重点图书

国医大师 郭子光

奇疑难证辨治100例

主编　郭尹玲　江泳

副主编　刘渊　李翔

编委（按姓氏拼音排名）

何成伟　黄蕊　刘业方　王雅楠

吴文军　谢天　杨健坤　岳美颖

张传涛　张凤

人民卫生出版社

图书在版编目（CIP）数据

国医大师郭子光奇疑难证辨治 100 例 / 郭尹玲，江泳主编 . —北京：人民卫生出版社，2017

（国医大师文丛）

ISBN 978-7-117-24569-2

Ⅰ . ①国… Ⅱ . ①郭…②江… Ⅲ . ①疑难病 – 辨证论治 Ⅳ . ①R241

中国版本图书馆 CIP 数据核字（2017）第 126439 号

| 人卫智网 | www.ipmph.com | 医学教育、学术、考试、健康，购书智慧智能综合服务平台 |
| 人卫官网 | www.pmph.com | 人卫官方资讯发布平台 |

国医大师郭子光奇疑难证辨治 100 例

主　　编：郭尹玲　江　泳
出版发行：人民卫生出版社（中继线 010-59780011）
地　　址：北京市朝阳区潘家园南里 19 号
邮　　编：100021
E - mail：pmph @ pmph.com
购书热线：010-59787592　010-59787584　010-65264830
印　　刷：北京铭成印刷有限公司
经　　销：新华书店
开　　本：710×1000　1/16　印张：16　插页：2
字　　数：186 千字
版　　次：2017 年 6 月第 1 版　2018 年 12 月第 1 版第 2 次印刷
标准书号：ISBN 978-7-117-24569-2/R・24570
定　　价：42.00 元

打击盗版举报电话：010-59787491　E-mail：WQ @ pmph.com
（凡属印装质量问题请与本社市场营销中心联系退换）

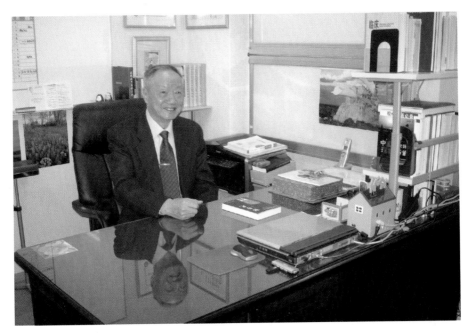

郭子光教授工作照

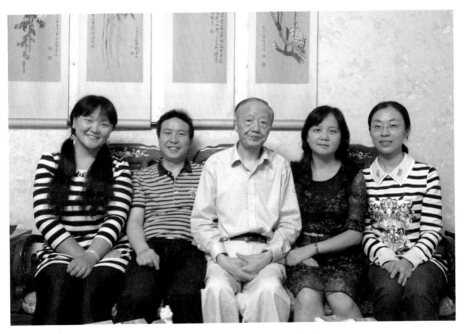

2013年中秋节郭老与弟子们合影

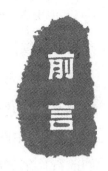

前言

　　郭子光,字茂南,1932 年出生于四川省荣昌县郭氏中医世家,中学肄业后师从同族名医廖济安习医 3 年。1952 年即悬壶乡里,声名渐起,后出任荣昌县城关医院主任。1952 年在西南军政委员会卫生部中医进修学校专修班进修 1 年,1956 年考入成都中医学院(现成都中医药大学)医学系本科,毕业后留校任教。为成都中医药大学教授、全国首届国医大师、第三批全国老中医药专家学术经验传承工作指导老师、中华中医药学会终身理事、四川省学术技术带头人。2015年 5 月因病去世,享年 83 岁。

　　郭老从事《伤寒论》、中医内科学、养生康复学和各家学说教学、科研与临床 60 余年,成果丰硕。在《伤寒论》的研究方面,率先提出用"病理反应层次"学说解释六经方论,被认为是伤寒新说,并将创立"六经辨证新体系"作为发展伤寒学说的远景目标,获得了学界的高度赞誉,2009 年获中华中医药学会"终身成就奖"。郭老是"现代中医康复学"研究的发起人和奠基者,早年提出创立"现代中医康复学"的框架构想,后主编《中医康复学》,2008 年获四川省康复医学会颁发"学科发展杰出贡献奖",为推动中医养生康复学的研究做出了重要贡献。临床主张"病证结合",提出的临证"两原则""三结合""八步骤""攻邪已病""杂合以治"等思想,对中医奇疑难证的治疗具有纲领性的意义,遵之常获显效。

郭老已离开我们近两年,其"中医临证,如履薄冰,弟子谨记"的告诫常挂在我们心头。郭老得知自己罹患疾病后那句"我剩下的时间,还能为中医药事业做些什么",至今想起仍不觉潜然泪下,砥砺我们前行! 笔者随诊期间,郭老将多年来亲笔整理的疑难杂症病案倾囊相授,毫无保留,后辈不才,虽努力精进,但总觉距离老师期望甚远,唯愿能通过此书的整理将郭老辨治奇疑难证的学术思展现一二。付梓之际,郭老临证谆谆之语犹在耳中,"宝剑锋从磨砺出,梅花香自苦寒来",记附于此,深切缅怀郭老。

编者

2017 年 5 月

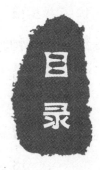

目录

一、郭子光奇疑难证辨治思想

郭老从事中医临床、教学工作 60 余载,学验俱丰,其临证所遇奇难杂症不胜枚举,经过多年探索,逐渐摸索、整理出一整套成熟的辨治心得及诊疗程序,如其总结的"两原则""三结合""八步骤""攻邪已病""杂合以治"等,对临床诊治奇难病症有提纲挈领的指导作用。下面笔者结合郭老著作、日常讲稿及其他老师著作,试谈肤浅感悟,不逮之处望道友正之。

(一) 先别阴阳,分清急缓

1. 察色按脉,先别阴阳 郭老认为临床医生面对病人,第一个任务就是察色按脉,先别阴阳。对一个病的治疗,只要分清阴阳,遣方用药的大方向就算不中也不远矣。如不辨清阴阳,大方向错了,就一切都错。如寒证误辨为热证,热证误辨为寒证等,不仅无效,反而加重病情。面对病人,辨别阴阳,就是辨别阴阳失调的状况。

阴阳失调,是指人体阴阳双方力量对比失去均势,出现阴阳偏盛偏衰,以致阴阳升降运动紊乱,阴阳平衡、协调关系破裂的病理状态。

阴阳失调有下列几种常见形式:

（1）阴盛阳衰：是指阴阳量的差异性表现为阴＞阳，优势的阴高于正常水平，弱势的阳低于正常水平。《素问·调经论》云："阳虚生外寒……阴盛则内寒"的证候。

（2）阳盛阴衰：是指阴阳量的差异性表现为阴＜阳，阳居优势高于正常水平，阴居弱势低于正常水平。此即《素问·调经论》云："阴虚则内热，阳盛则外热"的证候。

（3）阴阳俱虚：是指阴阳量均低于正常水平，此即《灵枢·终始》所谓"阴阳俱不足"的病理变化。

（4）阴阳相错：人体是由多个阴阳单位组成（如心有心阴心阳，脾有脾阴脾阳等），在正常情况下，各个阴阳单位自身是处于动态平衡，假使由于某种原因，导致人体两个以上阴阳单位平衡破裂，使得其中有的单位阴＞阳，有的单位阴＜阳，这种状况同时出现，即《灵枢·根结》所谓"阴阳相错"的病变。现今所说的"阴阳混淆""寒热错杂""虚实相兼"等证候即属此类。

（5）阴阳之变：是指阴阳失调的性质转变为与原来的病理性质相反的病理状态。此即《灵枢·论疾诊尺》云："重阴必阳，重阳必阴；故阴主寒，阳主热，故寒甚则热，热甚则寒，故曰寒生热，热生寒，此阴阳之变化也。"就是讲的阴阳严重失调时，阴证转阳证，阳证转阴证等是经常发生的事情。

（6）阴阳交亏：是指在阴阳失调过程中，阴阳双方互为因果，互相削弱，不断减损的病理状况。现时人们习称之"阳损及阴，阴损及阳"。

（7）阴阳胜复：是指阴阳的变化，阴盛阳衰，阳亢阴虚是它们发展不平衡的一方面。而阴盛阳复，阳盛阴复是这种不平衡的反作用的另一方面。在邪正交争的过程中会出现阴阳胜复的现象。

（8）阴阳离决：即《素问·生气通天论》云："阴阳离决，精气乃绝。"是指阴阳双方失却互相助长、互相制约和互相作用的力量，形成各自分离、决裂和散失的状态，是阴阳失调的严重结局，多意味着死亡。多是阴阳极度偏颇，甚至亡阴亡阳所致。

2. 急则治标，缓则治本　急，指病势急迫；缓，指病势缓和。郭老认为急缓都是从总的病势趋向做出的判断。标本是概括疾病过程中互有联系的两个方面的概念。本，为疾病的根本，在疾病变化发展中居于主导地位；标，是"本"产生的，一般在疾病过程中居于从属地位。

具体地说，以疾病本身而言，则病因为本，症状为标；以正邪而言，则正气为本，邪气为标；以病位而言，则脏腑为本，体表为标；以发病先后而言，则旧病（原发病）为本，新病（继发病）为标。治本，是从根本上治愈疾病；治标：是为治本创造条件。

在疾病过程中，当某些标证突出时，往往成为影响本病治疗，甚至危及生命的主要方面，故当急则治标。一旦标证缓解，病势趋于缓和，则当从本论治，以图根本治愈，如原无标急之证，就直接从本治疗，总之缓则治本。如：

（1）急性传染病，按邪气为标，急则治标的原则，在治法上要首先着重驱逐邪气，抑制致病因子，用汗下清泄诸法，待病情缓解，才缓则治本，补养已虚之正气，促进痊愈。在急性传染病过程中，如出现高热、昏迷、痉挛等危及生命的症状时，按病因为本，症状为标的理解，这些症状就属于标急之证，就当首先采取措施予以控制。然后才祛邪扶正，从本图治。

（2）支气管哮喘，其人肺肾气虚，宿痰留滞是本，而哮喘发作为标，在发作时难以控制哮喘为急，宜宣肺平喘为主的治法，而在缓解期间则要大补肺肾,根治宿痰,从本论治,逐步杜绝复发。

（3）肺结核病,当其大咯血时,标证为急,当首先止血为急务,留得一分血,少损一分气阴,因而也有利于本病的治疗,此时如舍标求本,置咯血于不顾,结果将是本病标病皆不得治,甚至恶化。

（二）中西汇通,厚古重今

郭老在长期临床中发现,当今多数难治性疾病（尤其慢性疾病）,单因单果者至为鲜见,大多虚实夹杂,寒热混淆,表里同病,生克逆乱,或宿疾兼新病,或内伤夹外感,往往由多因素所致,涉及多脏腑,累及多层次。此类病证,往往不是一种病机变化,而是多种病机变化交互影响。另外,患者的正气强弱,脏腑虚实,气血盛衰,情志状态,性格特征,饮食喜好,环境处所等各不相同,即使罹患同一种疾病,其临床表现也极复杂多样。对这些变化多端、表现复杂的病证,如不明确病证诊断,不辨标本主次,不分先后缓急,用药面面俱到,处方庞杂不精,表面看似乎对证,实际上则鲜有疗效。因此,郭老临床上主张突出中医特色下的"病证结合""宏微互参""寒温结合""中西结合"进行辨证论治,在奇证的论治中尤须注意掌握治疗节奏。

1. 病证结合 在辨病的基础上进行辨证,是中医学固有的独特内容。《素问·热论》中说:"夫热病者,皆伤寒之类也",首先确定是由寒邪引起的热病,然后辨别三阴三阳经中何者受病。后世的六经辨证、卫气营血辨证等,都是遵循《内经》精神,在先辨明疾病的基础上进行辨证的范例。宋代朱肱在《活人书》中亦载:"因名识病,因病识症,如暗得明,胸中晓然,而处病不差。"

中医在辨别病证时,寻求病因是主要内容之一。中医的"因"有狭义、广义之分。狭义的"因",是指一般常说的致病因子,如六淫、七情、饮食劳倦、虫兽金刃所伤等。广义的"因",则为除了上述狭义的"因"之外,还包括在疾病发展过程中产生的一些病理变化,如气滞、瘀血、食积、痰饮等。此时,原始致病因素可能存在,也可能已消失。这些病理变化就成为疾病的主要矛盾或实质所在,是辨证论治的主要对象。

辨别病证的中心任务不是直接去寻找病原体或某器官的器质性病变,而是要根据患病时出现的各项异常变化来掌握疾病的本质。这个疾病的本质包括病因、病位、病性、病机、病人体质与周围环境等。简言之,辨别病证就是在整体观念的指导下,运用四诊方法与辨证理论,对人体在致病因素影响下所出现的一系列症状进行细致的观察与分析,从错综复杂的现象中找出矛盾所在,确定其所患疾病与所属证候。

现今中医学所处的社会环境与古代已不同,患者与医生都不满足于仅仅是中医诊断的病名和靠四诊为手段的疗效判定,而是要求明确西医病名诊断与客观检查指标。中医的病名诊断有的太模糊,例如中医的"胃脘痛",实际包括了西医的胆、胃、胰、心等器官的多种疾病,这样的病名诊断显然不能反映疾病的本质,虽可"异病同治",但毕竟影响用药的针对性和疗效的提高。现今所谓辨病,多指辨西医的病名诊断;所谓辨证,仍是辨中医的证候,但出现了以中医理论为指导,对西医化验检测结果进行辨证的探索。如在内伤杂病中认为,白细胞减少多属气虚,而增加则是"气有余便是火";红细胞减少多属血虚,而增多则属血瘀;尿中有脓细胞多为膀胱湿热等。辨病与辨证相结合,扩大了中医辨证的视野,使中医学术的确定性提高,改善了疗效,是中医学进步与发展的标志。

为了正确选用"病证结合"诊疗方式,郭老归纳出"病证结合"论治的四种形式,指出了每种形式的特点、优点和适应范围。

(1)分型论治:即分证分型论治,就是对同一种疾病分辨出几种不同的证候类型进行治疗。如冠心病心绞痛,分为气郁痰凝、血瘀气滞、阳虚寒凝和阴虚血瘀等。不过,目前对许多疾病的分型尚未达成共识,处于见仁见智、各有经验的状况,但有一条必须遵循的原则,即对某一种疾病来说,其分证分型的标准应该统一,或以病因,或以病机,或以突出症状,总以利于临床辨证和治疗为准。分型论治,最适于多因素所致,多脏腑受累,多病机演变的疾病。如慢性萎缩性胃炎,常涉及中医的肝、脾、胃诸脏,其病机突出表现为气郁、阴虚、血瘀、虚寒等,其证型特征明显,治疗方向迥异,以此分证有利于辨证治疗。

(2)分期论治:即分期分阶段论治,就是根据疾病过程不同时期、不同阶段的病机变化特点进行治疗的形式。这些疾病不同阶段的病机变化,在人群中具有共同的、突出的特点,而在同一阶段的证型类别则不明显,因其原始致病因素比较单一的缘故,多属外感热病一类。如麻疹分疹前期、见形期和收没期;肺痈分为痈前期、成痈期、溃脓期和慢性期等。分期论治的优点是,能抓住其传变、转归的一般规律,掌握治疗上的主动。如麻疹顺证则按上述三期演变,在疹前期宜辛宣透疹,使疹出毒解,在见形期宜解毒透疹,在收没期宜养阴清化。这是麻疹顺证必经的三个病机演变过程及其论治大法,掌握了麻疹三个过程分期论治,也就掌握了诊治麻疹的一般规律。若病情不循此过程进行,往往形成逆证,提示及早主动采取措施。

(3)方证相对论治:就是把辨证与治疗融为一体,方与证合,以方名证,有是证用是方,诊断就是治疗。如小柴胡汤证、白虎汤证,有其证就用小柴胡汤、白虎汤。此虽仲景伤寒的论治形式,现今实际上也发展成"病证结合"的一种诊疗形式了。如急性支气管炎有麻杏石甘汤证、小青龙汤证、桂枝加厚朴杏子汤证、小柴胡汤证等;急性肠炎有泻心汤证、五苓散证、理中汤证、葛根芩连汤证、桂枝人参汤证等。由于仲景方证的概括性与确定性较高,无论外感内伤诸病,只要能够对证应用,多能取效。

(4)以基础方加减论治:以基础方加减论治就是固定一方为基础,据病情加减通治一病,是现今常用的论治形式。这种论治形式大体适于两类疾病:一是病因病机单一,病程较短,如疟疾、痢疾等;二是致病因素虽然比较复杂,病程也长,但其基本病机始终是共同的,如冠心病心绞痛便是一例。冠心病心绞痛虽是多因素引起,多病机演变,证候类型也很明显,但其气虚血瘀是贯彻始终的基本病机,在此基础上或气虚兼气阴虚、气阳虚,或血瘀又夹痰湿、气郁等。所以,既可分型论治之,又可以固定的基础方针对其气虚血瘀,再据其兼夹证情加减论治之。这种论治形式的优点是,便于掌握运用,便于总结经验。

就目前而言,辨证论治的形式约有上述四种,各有其适用范围和优点。认为只有某一种形式才是辨证论治的看法显然是片面的。

2. 寒温结合 寒温之争,肇始于宋·庞安时、元·刘完素、王履,分庭于叶、薛、吴、王诸家,逐渐形成与伤寒对峙的温病学派。郭老认为,温病从伤寒中独立出来是一大进步,伤寒与温病分流,两个学派的论争,曾经促进中医学的发展,成就是辉煌的。然而,随着实践经验的积累和认识的深入,近、现代不少医家又提出"寒温结合",对此,郭老从临床实际考虑认为是必然的,临床上寒温并无绝对界限,往往同一疾病寒温互相渗透,或是不同的阶段表现或寒或温。因此,同一种疾病时而用伤寒法,时而用温病法,或者同用亦是经常发生的。如少阳半表半里证合并三焦湿热证,阳明腑实证合并心包痰热证,少阴热化证合并营热动血证等。甚至感冒风寒与风热,有时也是混合受邪。治疗这类病证单用伤寒法或温病法,都显得势单力薄,无济于事。临床需要促使寒温结合,发挥二者之所长,以克服二者之局限,从而达到提高疗效的目的。

3. 中西医结合 中西医结合是在我国医学界中医、西医、西学中三支力量并存的特定环境条件下必然形成的发展趋势。西医和中医都有各自的优势和局限,就内科范围而言,目前中西医结合主要体现在治疗上的取长补短,发挥中西医的优势,克服各自的局限方面。这意味着目前中西医结合尚处在积累经验的初级阶段,远没有达到理论上的结合。所以,许多医家一再指出,在目前的中西医结合中,只能以各自的理论为指导,处方用药要防止似是而非与简单化。切忌一见西医认为的“感染”“炎症”,就理解成“热”“毒”,以清热解毒,苦寒泻火之剂投之。其原因在于,所谓“感染”“炎症”,也有属寒属虚、兼表兼里、夹风夹湿之类。至于“毒”,更有阴毒阳毒、寒毒热毒、风毒湿毒等性质之别,故解毒治法也是多种多样的。经验证明,对于一些慢性炎症概用苦寒之药多是有害的。因此,既要参考西医诊断提供的信息,又不要受其思想束缚,坚持运用中医理论去分析、判断和采取措施,才可提高疗效。然而,现代科学对一些中药疗效原理研究的认识,可在辨证论治的范围内加以考虑运用。如现代研究指出夏枯草、菊花、黄芩、钩藤有降血压作用,黄精、玉竹、生地黄、麦冬有降血糖作用,若属高血压肝阳上亢型酌用前4味药,属糖尿病阴虚津亏型酌用后4味药往往收效满意。在治疗多种疾病时,用西药顿挫病势,用中药减轻其副作用,克服其疗效不稳定易反复的缺点,帮助其逐步撤除,从而达到治愈的目的,就充分体现出中西医结合的优越性和必要性。

(三)章法谨严,抽丝剥茧

在临床上奇病证候的表现往往是复杂多样的,要求医者通过辨别证候,把握病机,审察情由,于复杂的病情中,排除疑似假象,分清标本主次,采取先后缓急的步骤,遣方用药或采取其他治疗措施。经过多年探索,郭老总结出自己临床治疗奇难病症的八个步骤要领,也是其临证上的要诀。

1. 凡有外感先治外感　外感时邪既是外感病的主要原因,又是许多内伤杂病复发、加重和影响治疗计划的主要因素。因此,凡有外感先治外感。外感病风寒外束,表气闭郁,可以一汗而解,自不待言。内伤杂病复遭风寒外感,也须先解表、和表,使表气疏达,则里气不滞,有时不仅能愈外感,还能促进原病好转,一举两得。外感失于表散,以致表邪内陷,传变入里,造成变证、坏证,内伤杂病失于表散,其结果是相同的。尤其慢性病、老年病,多是气血亏虚,表卫不固,稍冒风寒,即患外感,原病往往因此复发、加重,甚者导致死亡。所以,此类患者,有外感之时,首先解表、和表,而无外感之时,也应始终注意固表实卫,避免冒风感寒,不少慢性疾病,防止了外感即可使原病逐渐好转。

2. 气机不疏先治郁　如无外感存在,就应考虑有无气机郁滞不通的问题。尤其是慢性疾病,多虚亦多郁,常虚郁互见,如单补其虚,不疏其郁,则愈补愈滞塞,病无宁日。故凡有郁者,必以疏郁为先，而后言补。治无形之气郁自当调气，而治有形之实邪阻滞亦当调气。所以，承气汤通下肠中糟粕阻滞，要配枳实、厚朴以行气；血府逐瘀汤、膈下逐瘀汤等祛瘀通滞，要配枳壳、乌药、香附等理气；保和丸、平胃散等消食导滞，要配陈皮、莱菔子、厚朴等调气；二陈汤、苏子降气汤、滚痰丸等逐浊痰之郁，要配陈皮、厚朴、沉香等降气顺气；实脾饮治浊水停滞，要配木香、厚朴等行气，如此等等，莫不体现调气为要。而调气即是调肝，肝气调达，则气顺血和，升降有常，脏腑协调，脾胃因之而能纳能化，气血因之而能生能长，此治郁即寓治虚之义。

3. 运化失司先理脾　脾胃健运方能纳能化，气血有源，五脏得养，生机旺盛，才有抗拒邪气、修复损伤的能力，而且药物亦赖脾胃运化输布才起作用。所以，除某些外感病（如湿热蕴结中焦等）、伤食症等有一时性脾胃气机郁滞、运化失司之外，许多疾病过程，尤其是慢性疾病，脾胃的功能状态，通常是其病情好转与恶化的标志。

一切慢性疾病，只要脾胃不虚，则虽重无虞，若脾胃一败，生化无源，病虽轻而难复。脾胃虚弱，运化失司，有气虚、阴虚和阳虚之别。急性热病之后，调理脾胃收功，重在气阴。慢性久病，护胃益脾的法则当贯彻始终，即脾胃尚可之时，须小心护胃固脾，慎用大热大寒、猛攻克伐、峻补滋腻之剂，如其必用也须稍加反佐之药。例如，必用峻补滋腻之剂，须稍佐行气醒脾，芳香开胃之药，以轻展气机，催动运化，使其补而不滞。至于过分苦涩，腥臊难于入口之药尽量少用，以免引起呕吐而伤胃气。脾胃虚弱之人，饮食调理十分重要。总宜清淡、新鲜，荤素搭配，粗细混食，多样化，富营养，八分饱，勿过量为原则。常用山药粥、薏苡仁粥、莲米粥、芡实粥等食以养之。有时饮食调养胜过药疗，不可轻视。

4. 平调阴阳治原病　前述 3 步骤,其目的从广义上讲皆属于平调阴阳范畴。这里所谓平调,是指经过前述 3 个步骤的治疗而原病未愈,当从平调阴阳入手,以改变脏腑间的病理反应状态,达到治疗目的。如果原病不存在前述 3 个步骤治疗的病情,也应该从平调阴阳着手治疗,即"虚者补之,实者泻之,以平为期"。此中切忌片面而单纯地根据西医学病因概念来采用中药治疗原病,而应用平调阴阳之法,改变病因致病的条件性,常能收到较好效果。这正是具有中医特色的治疗手段,也是中医学的优势所在。

5. 整体局部善处理　许多疾病是由于整体失调而波及局部,局部病变突出而根源在整体,如胃痛、狐惑病等。有的疾病则由局部病变波及整体,导致整体失调而根源在局部,如痢疾、淋证等。有的疾病则主要是整体失调,无明显局部病变,如百合病、脏躁病等。中医学强调整体治疗,即通过整体调节促进阴阳平衡,这一过程实际是调动人体正气抗病能力,对疾病损伤和局部病变进行修复的过程,这是主要的方面。与此同时,也要善于处理整体与局部的关系,才能收到良好效果。如整体失调的症状显著,无明显局部症状者,就立足整体论治。如整体失调症状显著,局部症状也突出,就须整体与局部兼而治之。如只有局部症状,无整体失调者,则着眼局部治疗。如经调治,整体失调已消除,只剩下局部症状者,亦只调治局部。

整体失调多为虚和郁两类病机变化。局部病变比较复杂,包括各种有形之实邪阻滞和无形之邪气损伤。当整体之气郁或虚与局部之郁滞或损伤同时存在,而且整体与局部病变都很突出,应如何兼而治之？例如,一个脏腑正气大虚而腹中浊水停聚的病症,攻腹中之实邪又伤整体之虚,补整体之虚又碍腹中之实。经验证明,对此类患者,如攻补杂下,把整体调节的方药与局部攻邪方药混在一起使用,往往作用相互抵消,收不到预期的效果。所以,当整体与局部病变需兼而治之时,整体调节的方药与针对局部调节的方药应该分别投服,或分阶段投服,使其针对性明确,效果更好。即使针对局部治疗的方药对整体调节无碍甚至有利时,也应以分别投药为佳。

6. 无证可辨亦须辨　在临床工作中经常遇到这样的情况:一是患者没有任何自觉症状,四诊检查也未发现异常,但经化验或其他检测方法却发现了疾病的存在;二是经过治疗之后,患者的自觉症状完全消失,形神色泽、舌象脉象完全正常,中医认为病已痊愈,但化验或其他检测指标表明并未痊愈。必须认识到,传统中医四诊发现的异常脉证是疾病的表现,现代化验检测的异常结果也是疾病的表现,二者都是客观存在,都应该承认。

但是,"无证可辨"怎么办呢?郭老指出"无证可辨"的具体内容在中医书上无记载,说明固有的理论已经不能概括和解释新出现的事实,解决的办法就是要在临床实践中摸索规律,使"无证可辨"亦须辨,"无证可辨"亦可辨。上述第一种情况,如早期发现的癌肿、初期高血压、肺结核病、肝炎、肾炎等,其中有的患者就无任何症状,而被西医检查发现。中医虽有上工治未病之语,但此类患者宏观上无阴阳失调和脏腑气机紊乱,处方用药确感棘手,又不能等待病情发展到出现症状时才治疗。郭老主张对这类患者的处理原则是西医学有特效治疗方法者,尽早采取西医治疗,以免延误病机,如西医学对其无特效治疗或必须配合中医治疗者,当分下述三种情况处理:①西医学检测确诊的病与中医能"对号入座",就按中医的认识做预治疗。例如,肺结核病与中医所言"肺痨"相同,治疗采取预保阴液、清肃肺热,抑制痨虫,实践证明,能收到较好效果。②西医学检测确诊的病与中医不能"对号",但西医学没有特效治疗,其病又不会很快恶化,这些病从中医角度看,其病机演变可能比较复杂,不便遣方用药做预治疗者,则根据其体质、气质情况,采取体育、气功、饮食、情志等自我调摄方法处理,如初期高血压、动脉硬化之类。③西医学检测确诊的病与中医难以"对号",又具很快恶化的性质,预后不良而中西医皆无特效治疗,如癌症等。对此类疾病,除采取西医学的治疗方法外,要积极摸索中医治疗经验,有的则可取二者之长结合进行治疗。

上述第二种情况,如慢性肝炎、慢性肾炎、慢性肾盂肾炎、某些糖尿病患者等,郭老对这类患者的处理,一般是按原来的病机治疗。他认为,虽然宏观上"无证可辨",而微观上继续存在的异常检测指标表明原来的病机变化仍继续存在,理应按原来的病机继续治疗。此外,还有一种情况是中医"四诊"观察其阴阳失调的证候明显,患者的自觉症状也突出,但现代检测方法却未发现任何异常,比如一些所谓综合征、官能症、原因不明性疾病等。西医学不能定位,处于"无病可辨",也就无从治疗,而中医却有证可辨,按辨证论治,平调其阴阳,发挥中医优势,自不待言。

7. 治标药物逐步减 这里所谓"治标药"是指用来控制某些主要症状和某些疾病的发作而长期服用的中西药物。例如,一些慢性发作性疾病如支气管哮喘、癫痫等,患者需长期依靠西药控制其发作,用量越来越大,用次越来越频,或一种药失效了,又用另一种药。这类药物的作用局限,仅能控制症状,因长期使用已成习惯,在治疗期间如突然停用,不仅不能控制病情,患者的心理也承受不了。所以,对于这类病症缓图根治时,要着重治本,通过治本而逐步减除治标药,最后逐步解除治本药而达到根治目的。

8. 西医诊断作参考 郭老指出,在现实的医学环境中,患者多半要求明确西医诊断,而西医诊断也确能指出许多疾病的本质、转归和预后,对中医的治疗无疑是具有参考价值的。例如,借助于西医诊断,可以把疟疾与疟证分别开来,若是疟疾则及时使用截疟药,以免"须观察数发后"才使用截疟药,徒伤正气。又如咳血的患者,是肺癌、肺结核、支气管扩张、支气管炎,还是其他疾病?这些疾病的性质、演变与转归差别很大,只从证候表现上分析是有困难的,而西医诊断则提供了说明。再如,有的必须及时手术的疾病,中医效果不能确定的情况下,有了西医诊断就可以避免延误手术。当然,这不是说没有西医诊断,中医就无法判断疾病的转归和预后,中医对许多疾病的顺逆与善恶都是有明确的认识的。以黄疸为例,古人认为,腹满小便不通,或呕吐烦躁,都是病情恶化的转归。

总之,既要参考西医检查诊断提供的信息,但又不要受其束缚,始终运用中医理论去分析、判断和采取措施,尤其是遣方用药,必须坚持中医辨证论治为指导,疗效才佳。

(四)攻邪已病,杂合以治

金元张从正宗内难之经旨,师仲景之汗、吐、下三法,创立以"攻邪"为核心的理论,提出"病由邪生""攻邪已病"之说。张氏认为:"经云,虚则补其母,实则泻其子者,此欲权衡之得平也。"若是"积聚陈莝于中,留结寒热于内",用下法荡涤邪积,虽是攻邪,实则为补。因为"陈莝去而胃肠洁,癥瘕尽而荣卫昌,不补之中,真补存焉","若先论固其元气,以补剂补之,真气未胜而邪气已交驰横骛而不可制矣"。所以,张氏在论治时,主张"取其气偏胜者,其不胜自平矣……损有余乃所以补其不足也"。其倡导汗吐下三法,就近祛邪,体现以泻为补、以通为补、寓补于攻之意,常治愈一些危重病症,给后人许多启迪。

郭老谈及他早年在临床上治疗癌症应属于补派,以为既然中医没有抗癌特效药,不如大补元气以增强其抗病能力,延缓生存期。而病家对其也放心,虽死不怪。但多年临床验证不仅疗效不好,有的反而促使癌细胞生长迅速而很快转移;有的明明虚象突出,用补也适得其反,未能延长生存期,或达到改善体质的目的。因此郭老总结经验教训后认为治疗癌症还是以张从正"攻邪已病"学说为上策,攻去一分邪气,则保住一分生机。经临床验证,治疗许多没有手术条件或不愿手术、放疗、化疗的癌症病人,取得了较好疗效。其有如下经验:①用药平正,忌剧破猛攻,克伐生气;②疏通气机,畅通管道,祛邪外出;③固护中焦脾胃;④注重心理疏导,使患者有战胜病魔的信心。

"圣人杂合以治,各得其所宜"(《素问·异法方宜论》),杂合以治,就是根据病因、病机把各种治疗方法有机联系起来进行全面、综合的治疗,郭老认为,这是提高中医疗效的重要途径。郭老在诊治中很少仅给患者处以内服方药即结束治疗,常内外治并用,情志饮食并调,药物与非药物结合,医疗与自疗同用,充分保证临床疗效的最优化。临床所见,很多高血压、冠心病、糖尿病、血小板减少性紫癜、红细胞增多症、心律失常等疑难病患者在接受西医药治疗后,专程前来郭老诊室求治,或要求逐渐减少甚至停用长期使用的西药以避免其不良反应,或要求改善持续存在的自觉不适症状,或请求诊治以减轻多方求治无果的痛苦,郭老精心处方,多种治疗手段齐用,预先告知患者药后出现何种反应为有效,其治疗效果深受患者肯定。

郭老认为,目前中医对各类慢性疾病、奇难病症及病毒感染性疾病有相当优势,但不应排斥西药,西药多是单靶点的,针对性很强,如患者正在服用西药控制病情(例如糖皮质激素、降压药、抗心律失常药等),不可突然中止服用,要在服中药后病情改善达到正常水平时,逐渐减除西药,越慢越能成功,欲速则不达。

二、奇疑难证辨治验案

（一）循环系统疾病

1. 清热除湿，凉血化瘀法治疗下肢静脉炎案

苏某，男，63 岁，居民，初诊时间：1987 年 5 月 20 日。

主诉：双下肢肿胀疼痛 1 月余，复发加重 1 周。

病史：1 月余前患者因两下肢肿胀、疼痛、灼热，就诊于当地某医院并诊断为"下肢静脉炎"，经输液、服药数日而缓解。1 周前患者又觉下肢肿胀、酸痛、沉重，并逐渐加重，伴有全身不适。其友因右下肢同样病症来诊治数次已愈，故特介绍患者前来就诊。

现症：自诉双下肢肿胀重痛，行走不便，全身不适，微恶风，口苦，心烦，渴不思饮，饥不欲食，小便短黄，大便溏。察其形体偏瘦，面色萎黄，精神欠佳，双下肢下部、踝关节及足部均肿胀，皮色黯红瘀滞，触之灼热，按之凹陷，压痛明显，舌质红、边有瘀点、苔黄滑腻，脉滑数带弱。

辨证：此为湿热遏伏阴分，使血脉瘀阻、瘀久化热，湿浊与瘀血结滞之患。由于患者年过花甲，病程日久，正气已虚（脉弱），故形成本

虚而标实之势。但目前标实突出，故重在治标而兼顾其本，以清热除湿，凉血化瘀为主，辅以益气。

处方：

黄柏、丹皮、丹参、赤芍、苍术、苏木、桃仁、红花各 15g，茵陈、地龙、土茯苓各 20g，薏苡仁、忍冬藤各 30g，黄芪 40g。

6 剂，水煎，1 日 1 剂，分 3~4 次服。

6 月 25 日，患者因感冒发热来诊，陈述上方共服 12 剂，症状逐日缓解，下肢肿胀、疼痛消失，皮色恢复正常，已停药半月余，可称痊愈。

按：《素问·太阴阳明论》云："伤于湿者，下先受之。"患者脾弱之体，湿饮停聚，重浊阴邪结聚于下，凝涩气血，故成斯证。但郁滞日久，有化热之势，故见口苦舌黄、足肿热痛之证。郭老治法一以清理气分之湿，以二妙散"偶方之小制也。苍术生用入阳明经，能发二阳之汗。黄柏炒黑入太阴经，能除至阴之湿。一生一熟，相为表里，治阴分之湿热，有如鼓应桴之妙"（《温热经纬》引王晋三语），再加茵陈、土茯苓、薏苡仁三味增强除湿清热之力；一以清凉血分之瘀，郭老用丹皮、丹参、赤芍、苏木、桃仁、红花凉血化瘀；气血既清，再酌地龙、忍冬藤通络脉。重用生黄芪益气扶正，气行则血行。气血两清，络脉通利，故而痊愈。

2. 补中益气汤加减治疗慢性原发性低血压案

宋某，女，37 岁，商人，初诊时间：2001 年 3 月 10 日。

主诉：头晕疲乏多年，加重 1 周。

病史：患者多年来血压偏低，头脑昏闷，疲乏，记忆差。西医诊断为"慢性原发性低血压"，曾给升压西药，患者服后头痛、心慌加重，故除经常服些西洋参含片以外,未作任何治疗。近日因商务活动,操劳太过,忽于昨日午后头痛头晕,几乎昏倒,伴恶心欲呕,全身倦怠,卧床不起。今日由其家人驾车扶持前来就诊。

现症:头痛眩晕,疲乏懒言,心悸胸闷,畏寒神怯,饮食乏味,二便正常。察其形体瘦弱,精神委顿,面苍少华,语言无力,唇甲色淡,舌质淡、苔淡白湿润,脉细弱。血压:80/52mmHg。

辨治:此乃气虚血弱,肝阳不升之虚损证。着重治脾,因脾居中州为升降之枢纽,通过升脾阳旨在带动肝阳升发,肝阳升发,则气血生化有源,头痛、眩晕、疲乏诸证当能自除,此为治本之义。用补中益气汤加减化裁治之。

处方:

黄芪30g,红参15g,白术15g,当归15g,陈皮15g,柴胡10g,升麻10g,羌活15g,仙鹤草20g,仙茅10g,生姜10g,大枣10g。

3剂,日1剂,水煎服。

复诊(2001年3月14日):诸证缓解,精神好转,已投入商业活动,而舌脉如故。因煎药不便,买生脉饮成药常服。嘱其方便之时坚持服用前述处方3~4个月。血压:96/65mmHg。

后证:1年多后,病人因感冒咳嗽前来就诊,述遵嘱断续服上方40余剂,精力充沛,低血压症未复发,也很少感冒。

按:李东垣《脾胃论·脾胃虚实传变论》说:"胆者,少阳春生之气,春气升则万化安。"即言少阳之气能得升发有助于促进五脏六腑的气化功能。本案患者操劳太过,气血俱亏,气虚则疲倦懒言、精神委顿,血亏则心悸面苍、唇舌色淡。气血虚弱,少阳无力升发,清阳不能润达上窍则头痛眩晕。故郭老辨为"气虚血弱,肝阳不升之虚损证"。治肝胆脾胃之证,郭老常遵仲景"见肝之病,知肝传脾"之旨,肝脾同调。故本案以黄芪、红参、白术、当归、陈皮、生姜、大枣益气养血，健脾和胃，以实气血生化之源；少佐柴胡、升麻、羌活疏升少阳；再加仙茅、仙鹤草二仙助阳补虚。诚如东垣所谓：“《五常政大论》云：‘阴精所奉者其人寿，阳精所降者其人妖’。阴精所奉，谓脾胃既和，谷气上升，春夏令行，故其人寿。”法理井然，重点突出，故能愈病。

3. 生脉散加味治疗低血压案

周某，女，31 岁，居民，初诊时间：1993 年 9 月 7 日。

主诉：头晕、心慌伴手足心热多年。

病史：患者诉多年来时有头晕、心慌、气短、胸闷如窒息等症，午后尤甚。大便长期秘结，需服泻药通便，小便正常。血压一直偏低。

现症：患者自觉手足心烦热，睡眠尚可，自量血压 75/50mmHg。察其形体偏瘦，精神萎靡，舌中光剥无苔，脉细数。

辨治：本案患者手足心热、便秘及舌脉等反映一派气阴不足之象，又有头晕、心慌、气短、胸闷如窒息等阳气不升的表现，因此治法上既要益气阴，又须温阳，宜双管齐下。郭老拟生脉散加桂芪之类以治之。

处方：

红参 15g，五味子 15g，麦冬 30g，黄精 20g，黄芪 20g，熟地 20g，肉桂 10g，肉苁蓉 40g，枳壳 18g。

3 剂，1 日 1 剂，水煎服。

复诊（1993 年 9 月 11 日）：服上方 3 剂后，患者诉头晕、胸闷等症状大大改善，自量血压 105/65mmHg，大便每日 1~2 次，质溏稀。苔如故，脉细有力。守上方减肉苁蓉为 20g，嘱其调服数剂。数月后，本例病人介绍另一位病人来就诊，得知其头晕、胸闷等低血压症状未复发,工作精力充沛。

按: 本案患者既有头晕、心慌、气短、胸闷如窒阳气不足的一面,又有手足心热、大便秘结,苔剥脉细阴伤的一面,可谓阴精阳气俱不足之证。但论其病位,当以心经为重。《难经·十四难》云:"损其心者,调其营卫",故以生脉散益气养阴,调和心经气血。心肾同为少阴,水火相济,故酌加黄精、熟地、肉苁蓉温补肾精以滋心经之血,肉桂温壮心火以化坎中之水,水火既济,生化得源。故能气补血养,虚火得降。

4. 中西医结合愈甲亢后室性早搏案

陈某,女,30岁,医生,1999年5月20日初诊。

主诉:"甲亢"后心悸2月余。

病史:1999年3月初因甲状腺功能亢进住院治疗,控制了"甲亢",各项检测指标正常,但于4月初开始出现室性早搏,越来越频繁,经心电图、心脏彩超及其他多项检查,排除"甲心病",也无心肌缺血等现象,服用心得安、心律平等β受体阻滞剂,早搏更频繁,心悸甚,异常痛苦。目前服"脉安定"维持,但仍然是持续性早搏,从未被控制。慕名而来求治于中医药。

现症:自诉全身乏力,胸闷心悸不适,眠食二便均可,月经正常。察其体质中等,性情偏激,舌质稍淡苔薄白润,脉细弱而参伍不调,乃是气阴未复不相接续之象。

辨治:心悸乏力,脉细弱而三五不调为气阴不足之证,治当益气阴为主,佐以疏通经输促其气阴升降,方拟生脉散加味。

处方:

红参、五味子、生地、羌活各15g,丹参、麦冬、黄芪、葛根各30g,

苦参 20g,炙甘草 6g。

3 剂,浓煎,1 日 1 剂,1 日 3 次。

二诊(1999 年 5 月 27 日):自诉服用上方后感到胸前紧闷悸动难受,与服心得安、心律平后的不舒服感觉相似,乃减量服用(2 日 1 剂)勉强服完 3 剂,早搏频繁如故。详查脉象细弱无力而参伍不调,舌质淡嫩苔白润。认为其早搏纯属气血不足不相接续所致,前方所用羌、葛过升,苦参过降,与病机不符,当改弦更张,双调气血,用炙甘草汤加味治之,再观后效。

处方:

炙甘草 10g,太子参、麦冬各 20g,桂枝、生地、酸枣仁、大枣、阿胶^{烊化}、生姜各 15g,黄芪 30g,丹参 18g。

6 剂,浓煎,1 日 1 剂,1 日 3 次。

三诊(1999 年 6 月 15 日):患者陈诉,服用本方感受到心胸舒适,服第 2 剂时即停服脉安定等西药,1 日 1 剂,早搏逐日减少,服至第 6 剂即未出现早搏,今已服 12 剂,一切正常,唯其胃脘部有痞满之感,而颜面、下肢并不浮肿(有的患者久用甘草可出现浮肿,停药则消,是甘缓滋腻之故),于二诊方中加谷芽 30g、白豆蔻 10g,嘱其再服 4~6 剂,巩固疗效。

1 月后专门来云,停药观察半月后又于近日做心电图检查正常。

按:郭老认为中西医结合是在我国医学界中医、西医、西学中三支力量并存的特定环境条件下必然形成的发展趋势。西医和中医都有各自的优势和局限,就内科范围而言,目前中西医结合主要体现在治疗上的取长补短,发挥中西医的优势,克服各自的局限方面。这意味着目前中西医结合尚处在积累经验的初级阶段,远没有达到理论上的结合。所以,许多医家一再指出,在目前的中西医结合中,只能以各自的理论为指导,处方用药要防止似是而非与简单化。中医处方既要参考西医诊断提供的信息,又不要受其思想束缚,坚持运用中医理论去分析、判断和采取措施,才可提高疗效。然而,现代科学对一些中药疗效原理研究的认识,可在辨证论治的范围内加以考虑运用。如现代研究指出夏枯草、菊花、黄芩、钩藤有降血压作用,黄精、玉竹、生地黄、麦冬有降血糖作用,若属高血压肝阳上亢型酌用前 4 味药,属糖尿病阴虚津亏型酌用后 4 味药往往收效满意。

本案病例服用心得安、心律平等 β 受体阻滞剂,反使早搏频繁,心悸更甚,而服初诊方后的反应与之相似,这与现代研究证明葛根、苦参具有 β 受体阻滞剂的作用是符合的。从中医理论考察,患者并无热象或湿热而用苦参,无阳气虚陷或经输不利而用羌、葛,师出无名,故效果欠佳,也从实践证明中医临床还是需要辨证论治,有是证用是方药乃为合法。

炙甘草汤为仲景治疗"伤寒,脉结代,心动悸"名方。现代研究认为,本方有降低异位起搏点自律性和恢复心脏传导的作用。郭老临床经验,以酸枣仁易原方火麻仁更能养心安神,气虚甚者加黄芪,夹瘀者加丹参,对改善症状效果更好,临床可参考。

5. 斡旋胸阳调治心肌缺血案

肖某,女,53 岁,初诊时间:2003 年 9 月 11 日。

主诉:胸闷隐痛 2 年余。

病史:患者发现"冠心病"病史 2 年余,时有胸闷隐痛等症,劳累加重,面白乏华,形体略胖,心电图显示:心肌缺血。

现症:舌质略淡,苔薄腻微黄,脉沉滑。

辨治:此为本虚标实证,气虚血瘀,痰瘀化热。当治以益气化瘀,行气化痰,兼清利湿热。方拟芪葛基本方加减。

处方:

黄芪 50g,丹参 30g,川芎 20g,葛根 30g,薤白 20g,制何首乌 20g,法半夏 15g,郁金 15g,降香 15g,延胡索 20g,全瓜蒌 15g,茵陈 20g。

4 剂,每日 1 剂,水煎服。

另嘱:复方丹参丸携带备用。可坚持散步,保持情绪平静,清淡饮食,不过饱过饥、忌肥甘厚味辛辣之品。

服药 4 剂胸闷痛大减,本法调治月余,诸症悉平。

按:本案当属《金匮要略》"胸痹"范畴。关于胸痹的病机,医圣仲景高度概括为"阳微阴弦"四字,"阳微,阳不足也,阴弦,阴太过也。阳主开,阴主闭,阳虚而阴干之,即胸痹而痛。"(《金匮要略心典·胸痹心痛短气病脉症治第九》)而本案患者当属胸阳不振,痰湿蕴热痹阻胸中所致。故郭老以瓜蒌薤白半夏汤除痰湿,通阳气,以理气分;黄芪补气分之虚,丹参、川芎、葛根活血通脉除血分之瘀;郁金、降香辛香流窜以通痹;延胡索活血止痛;茵陈清除湿中之热。诸药合用,既除气血有形之邪,又补气血之虚,兼以通痹,功能斡旋胸阳,而治胸痹。

6. 芪葛方愈 PTCA 术后胸痛案

患某,男性,65 岁,四川阆中人,初诊时间:2009 年 7 月 26 日。

主诉:胸痛、心悸反复发作 8 年余,PTCA 术后胸痛再发 1 年。

病史:患者诉 2001 年 5 月初某日下午,在伏案工作时突发左胸及胸骨后压榨样闷痛,进行性加重,伴心悸、心累,出冷汗,有濒死感,且觉上腹胀痛不适,放射至左肩、左手臂,经当地医院检查后诊断为"急性前壁心肌梗死",经住院治疗缓解。但出院后胸痛又反复发作,遂于 2002 年 3 月行冠脉造影,提示左冠状动脉前降支多处狭窄达 70%~80%,1 月后行经皮冠状动脉腔内血管成形术(PTCA),并置入支架 1 根。出院后的 3 年半间,病情轻微,日常生活影响小。但随后的半年,胸闷、胸痛再次频发,遂于 2005 年再次入院,诊断为"冠心病,冠脉支架置入术后再狭窄,陈旧性广泛前壁心肌梗死,不稳定型心绞痛",再经 PTCA 术置入支架 3 根,同时服用西药、中成药等,病情基本控制。但 2008 年又出现胸痛、心累,冠脉造影提示"左冠状动脉重度狭窄,支架内完全闭塞",拟行搭桥手术,进一步诊断后认为"前降支已无冠状动脉移植位点,无法行外科手术"。2009 年 6 月患者病情逐渐加重,动则心累气短,以至无法行动,只得长期卧床休养。2009 年患者来郭老处就诊。

现症:患者形体清瘦,面色㿠白,口唇紫黯,精神疲乏。自觉心累心慌,短气不续。上楼困难,动则汗出,每日需吸氧 4~6 次。胸前区闷痛频发,含服硝酸甘油可暂时缓解。其四肢不温,食欲尚可,大便正常。舌质灰黯,苔白润,根部略黄,脉细涩。郭老辨证后认为其心气大虚,瘀血入络,兼有痰湿。遂处方芪葛基本方加减。

处方:

北黄芪 50g,丹参 30g,葛根 30g,制首乌 30g,川芎 15g,薤白 20g,法半夏 15g,全瓜蒌 15g,红花 10g,血竭 5g,延胡索 20g,当归尾 15g,降香 10g,炙甘草 6g,黄连 6g。

10 剂,1 日 1 剂,水煎服。

另加服复方丹参滴丸,嘱其胸闷心痛时立即舌下含服 10 粒。

患者复诊时诉服药后诸症有所减轻,尤其胸痛明显缓解,舌根部黄苔已去。继续以前方去黄连、血竭,加桃仁、水蛭。

处方:

北黄芪 50g,丹参 20g,葛根 30g,制首乌 30g,川芎 15g,薤白 20g,法半夏 15g,全瓜蒌 15g,水蛭 5g,红花 10g,当归尾 15g,延胡索 20g,桃仁 10g,炙甘草 6g,炒稻芽 30g。

10 剂,煎服法同前。

服至 2009 年 9 月 6 日,患者病情明显改善,不再卧床,外出已不用拐杖,吸氧基本停止。已不觉心累、气短。胸痛由频发变成偶发,一般 10 天左右发作 1 次,多因劳累诱发。仍以前方,加黄芪至 60g,水蛭至 7g,继续服用。

后一直以芪葛基本方为基础加减治疗 3 年,共服药约 270 剂,至 2012 年 1 月 11 日,患者情况良好,无心慌心累等症状,面色红润,神采飞扬,精神面貌与初诊时已判若两人,可从事家务及一般轻体力劳动,生活质量大大提高。

按:芪葛方是郭老自创的主治冠心病、心绞痛属气虚血瘀者的方剂,由黄芪 30~50g、川芎 15~20g、葛根 20~30g、丹参 20~30g、制何首乌 20~30g 组成,功能益气化瘀止痛,疗效确切。

方中以黄芪为君,益气行血,制何首乌养精补血,丹参、川芎化瘀和血,葛根辛甘,升散灵动,善解心脉阴血凝聚,诸药合用,共奏益气补虚、活血化瘀之功。临床中,郭老常用加减:①若瘀滞较重,痛如锥刺者,酌加蒲黄、五灵脂、降香、赤芍各 10~15g,延胡索 20g。用上药不减者,酌加虫类药,如全蝎 8~10g、蜈蚣 1~2 条等,或辅以中药"通心络"等;②若阳虚较甚者,酌加桂枝 15~20g,炙甘草 5~10g,高良姜 15g,荜茇 10g;③若痰湿气滞,患者胸闷胀痛较甚者,酌加全瓜蒌、薤白、郁金、白豆蔻、石菖蒲等 15~20g。本案患者神倦自汗、心慌气短,阳气不足之征;口唇紫黯、胸痛脉涩,瘀血之象;胸闷舌润,兼夹痰湿。证属气虚血瘀的胸痹证候,故郭老用芪葛方加味治疗,因其兼痰湿,故加用瓜蒌、薤白、法半夏等味,瘀滞较重,故用红花、血竭、延胡索、当归尾、降香,甚则水蛭。前后服用 270 余剂,症状大减,生活质量显著提高,说明此类证候,须得久服,方得奏功。

7. 病毒性心肌炎后遗室性早搏案

徐某,女,28 岁,大学教师,初诊时间:1998 年 3 月 12 日。

主诉:胸闷、心悸半年余。

病史:半年前患"病毒性心肌炎"住院治疗 2 月余,一切恢复正常,唯后遗室性早搏出院,出院后每天服用"心律平、复方丹参片、地奥心血康"等控制早搏,若不服用则早搏频发,胸闷心悸,十分难受,为求根治,慕名而来就诊。

现症:近半月来,早搏频发,晚间尤甚,发时胸闷心悸、心空悬、心烦躁,心前区隐痛,有时因情绪紧张或有稍大活动时发作,服用心律平疗效已不如当初,只能减轻程度,近日一直早搏频繁,全身乏力,头昏,口苦,心烦,咽干,失眠,纳差,尿黄,大便干燥。察其形体偏瘦,斯文柔弱,面色淡白,神差体倦,少气声低,舌瘦小而红,苔薄白中微黄少津,脉细数而结代频繁。

辨治:热病之后,气阴亏损,余热未尽,夹瘀滞而为患。治当益气养阴、清热活血,方拟生脉散加味。

处方:

太子参、黄芪、麦冬各 30g,丹参、生地、酸枣仁、葛根、板蓝根各 20g,五味子、黄连、炙甘草各 10g,炒谷芽 25g。

7 剂,浓煎,1 日 1 剂。

二诊(1998 年 4 月 10 日):患者服上方共 15 剂,当服至 6 剂时已逐步全停西药,诸症缓解,睡眠改善,精神倍增,自觉体力增强,但每于晚间睡醒时发生胸闷心悸,自扪脉搏不规律,良久始能平静。察其舌正,脉细略数有力而规则。上方中去酸枣仁、板蓝根、黄连,加苦参25g,继续与服。嘱其1日1剂,早搏完全控制(晚间睡醒时也不发生)后,2日1剂,服半月以巩固疗效。

1998年7月23日,患者因感冒咳嗽前来就诊,叙述已停药2月未见早搏复发,特致谢云。

按: 郭老擅辨脉之"形、势、位、数"以治心律不齐,临床常以脉"数"为纲,分为慢率型与快率型两类。大体慢率型脉象包括迟、缓、涩、结、代、虾游、屋漏脉等,以阳气虚损,兼夹瘀滞为基本病机,治当温阳化瘀为主,兼顾寒凝、痰浊等;快率型脉象包括数、疾、促、釜沸、雀啄脉等,以气阴虚夹瘀滞为基本病机,治当益气养阴通脉为主,兼顾阳亢、痰浊等。常用生脉散加味针对以气阴两虚为主要病机的心律失常,以桂枝甘草龙骨牡蛎汤加减治疗阳虚型心律失常。本案患者为病毒性心肌炎后遗室性早搏,临床所见,以气阴虚夹瘀滞为主,故郭老以生脉散为主方益气养阴,酌用黄芪增强益气之力,生地、黄连甘苦泻其虚热,丹参、葛根活血舒经,酸枣仁、甘草酸甘化阴,炒谷芽和胃,板蓝根、苦参取其现代药理研究可治心律失常。

8. "心脑通"方愈高血压头项强痛案

李某,女,55岁,居民,初诊时间:1988年8月17日。

主诉:左侧头项强痛1周。

病史:患者近1周来自觉左侧头项强痛,两足痉挛。1天前,于某医院B超发现肝囊肿3个,大如鸽蛋。并诉有高血压病史,长期服用"罗布麻、降压灵",血压控制良好。

现症:左侧头痛联及颈项强痛,睡觉只能偏左侧睡,压迫该侧略有缓解,同时两足常痉挛痛甚。睡眠欠佳,时觉眩晕,口苦,腰脊酸软,食纳二便正常,否认胸闷和肝区不适等症状。察其形体肥胖,面色红润,神清气爽,颈项转动不灵,舌红无苔,脉弦细数。

辨治:无风不眩,无痰不晕,无瘀不痛,无虚不软,此古之定理也。是为肝肾阴亏,风阳上扰,夹痰瘀为患。法当养阴平肝,祛风豁痰,活血通络,方用自拟"心脑通"方加味治之。

处方:

制首乌30g,葛根20g,丹参20g,菊花20g,白芍20g,川芎15g,羌活15g,黄芩15g,桑椹15g,杜仲15g,女贞子15g,决明子15g,泽泻15g,钩藤40g,法半夏10g,炙甘草5g。

7剂,1日1剂,浓煎2次兑匀,分3~4次服。

复诊(1988年11月20日):上方服1周,即逐步停服全部降压西药,头痛及两足痉挛均未复发。仍每日1剂,连服40余剂,血压一直稳定在正常水平。9月中旬因公出差江浙1月余,因不便煎熬中药而停服,也未服用降压西药,测血压一直正常,诸症若失,睡眠佳良。察其舌红有薄白苔,脉沉细,年近花甲,又形体偏胖,行有余而气不足,守上方去羌活加黄芪50g与服。

三诊(1988年12月10日):上方服完20剂,去医院复查,血脂已正常,B超检查肝囊肿全部消失,血压眠食均正常,舌正脉平。嘱其仍以2~3日1剂,并饮食清淡,活动锻炼以巩固疗效。随访1年余,健康如常。

按:郭老自创的"心脑通"方,常用于治疗肝肾阴亏、风阳上扰、夹痰瘀为患的头痛眩晕心悸。常用加减:眩晕重者,加天麻15g、石决明30g;便秘者,加大黄10g泡服,解便后停服;手足震颤者,加煅龙骨、煅牡蛎、珍珠母各30g。本案患者左侧头痛连及颈项,压之则痛减,提示病情有虚。《素问·刺禁论》云:"肝升于左",本案患者因肝肾阴虚,阴不制阳,肝阳升腾莫制,夹痰和血阻滞脑络而成,腰肌酸软、两足常发痉挛皆是肝肾阴血不足,络脉失养之象,加之舌红脉弦细则辨证无疑。故郭老"法当养阴平肝,祛风豁痰,活血通络",方选自创"心脑通"方,以制首乌、桑椹、白芍、杜仲、女贞子、炙甘草酸甘峻补肝肾之阴,钩藤、决明子、菊花、黄芩清降肝经风火,羌活、葛根、川芎舒经通脉,丹参凉血活血,法半夏降逆化痰。方与证和,丝丝入扣,故连服40余剂,诸证大减,血压正常,后加黄芪善后,患者各项检查均得正常,肝囊肿竟也获愈。可见中医治病当"活泼泼的,如盘走珠耳"(《温热经纬·三时伏气外感篇》),不可妄执定见,天人性命!

9. 祛风化痰通络法治疗血管痉挛性头痛案

吴某,女,64岁,居民,初诊时间:2012年5月29日。

主诉:反复头痛、头昏、头胀10余年。

病史:头痛,呈间断性跳痛,初起时每日发作数分钟至十余分钟,逐渐发展至持续约半小时,用热水敷患处可暂时减轻症状,伴头昏、头胀,以上诸症反复发作近10年,最近2年发作尤为频繁。遂于2011年4月22日于巴中市中医院住院诊治,该院多普勒显示:动脉弹性减退,基底动脉、左中动脉呈中度—重度痉挛状态。20余天后有所缓解出院,但不足一月又复发,遂来求诊。

现症:头痛,呈间断性跳痛,持续约半小时,用热水敷患处可暂时减轻症状,头昏,头胀,口苦,胃胀,血压偏低,眠差,便稀,舌红苔黄,脉沉。

辨治:此为风痰瘀滞,中焦湿热郁遏所致,治当祛风化痰通络,清热除湿。处方:

全蝎^{洗去盐}10g,僵蚕 15g,胆南星 15g,川芎 20g,白芷 20g,防风 15g,黄连 10g,法半夏 10g,天麻 15g,白芍 30g,延胡索 20g,地龙 10g,神曲 10g,炒稻芽 15g,白豆蔻 20g。

4剂,1日1剂,每日3~4次服。

二诊(2011年6月5日):服上方第三剂疼痛明显减轻,睡眠改善,但大便不成形,口苦,胃胀,头仍胀痛,舌红苔黄腻,脉沉细。

处方:

全蝎^{洗去盐}10g,僵蚕 15g,川黄连 10g,法半夏 15g,川芎 20g,白芷 20g,延胡索 20g,蔓荆子 15g,羌活 15g,细辛 6g,酸枣仁 20g,合欢皮 30g,炒稻芽 20g。

4剂,1日1剂,每日3~4次服。

三诊(2011年6月12日):3天前感冒后有所反复,睡眠改善,头痛明显好转,右侧头部有些麻木,巅顶不痛,胃胀,呃逆,不反酸,无灼热感,舌红苔薄黄。BP:100/70mmHg。

处方:

川芎 20g,白芷 20g,防风 15g,全蝎^{洗去盐}10g,僵蚕 15g,延胡索 20g,白芍 20g,蔓荆子 15g,吴茱萸 10g,合欢皮 30g,川黄连 10g。

4剂,1日1剂,每日3~4次服。

头痛痊愈。

按:本案患者头痛数十年之久,痛久多络脉凝瘀,且患者诉用热水敷患处可致减轻,可见不但络脉有瘀滞不通,而且有寒,诚如《素问·痹论》云:"痛者,寒气多也,有寒故痛也。"加之纳差、口苦、胃痞、便溏,可知中焦湿郁。故郭老以常用通络方(方由全蝎、地龙、僵蚕)搜风通络,南星化经络之痰,天麻、白芷、防风、川芎辛温散寒通络,延胡索活络止痛,黄连、法半夏、白蔻、神曲、谷芽燥湿和胃,方与证合,故服用四剂即获得效果。但患者胃中湿邪未尽去,故续予原方加减调理,前后服用 12 剂,数年的头痛获得痊愈。

10. 小柴胡汤治疗病毒性心肌炎、心衰案

王某,女,15 岁,学生,初诊时间:1984 年 7 月 5 日。

主诉:心悸、气短伴双下肢浮肿 1 月余。

病史:患者 1 月前一次感冒后,低热不解,渐觉心中悸动不安,气短不足以吸,动则更甚,无力行走。西医检查诊断为"病毒性心肌炎、心衰",一直服用"强的松、心得宁、三磷酸腺苷、辅酶 A、维生素 C"等,未能控制病情,又服中药多剂未效。近日出现全身浮肿、腹胀,上述症状皆有加重而来求治。

现症:低热,头眩晕,口苦,咽干,心烦欲呕,少寐,胸满闷,腹胀,心累气短殊甚,以致不能平卧和下床行走,近日下肢浮肿严重,大便稀,一日三四次不等,小便短少。察其面色㿠白,唇甲淡白,神清,息短,颜面及双下肢中度水肿,按之没指,腹丰满,按之濡,无压痛。舌面满布深黄厚腻苔,质微红。脉急促,歇止频繁,细弱无力,六部皆然。

辨治:此为少阳枢机不利,湿热壅滞三焦所致,又有心脾虚极,大气下陷欲脱之势,病在重险一途。法当以疏利少阳,促进气机升降功能恢复,清利芳化三焦壅滞之湿热为急务。方拟小柴胡汤加茵陈、郁金、白蔻、厚朴、茯苓治之。

处方:

柴胡 10g,黄芩 10g,人参^{另煎浓汁兑服}10g,法半夏 10g,生姜 10g,炙甘草 10g,大枣 5 枚,茵陈 15g,郁金 10g,白蔻 10g,厚朴 10g,茯苓 12g。

6剂,1日1剂。静卧,忌肥腻辛辣生冷食物,如有效则逐步撤除西药。

二诊(1984年7月22日):上方服6剂,小便逐日增多,胸满已解,下肢浮肿消尽,腹泻停止,低热已退,心烦、少寐、口苦、咽干、恶心等症也随之缓解,能下床行走至室外,西药心得宁、强的松减至每日服一次维持。略能进食,察其脉仍促、但歇止减少,细弱,深黄厚腻之苔几乎退尽。种种征象表明,湿热已消,三焦气机趋于畅利,心脾虚象略有好转。原方去郁金、厚朴,以免过用耗气,加白术与服。

三诊(1984年8月2日):上方服8剂,症状有进一步改善,已能行走上二楼,西药全撤,只偶感心悸时服心得宁一次(一日或间日一次)。舌苔白润,中带淡黄,舌质色偏淡,脉略数,偶尔歇止。此乃余邪未尽,心脾气虚未复。故仍以小柴胡汤全方加白术、茯苓,嘱服20剂。

四诊(1984年9月1日):面有华色,情绪乐观,行动自如,早已全撤西药,开始复习功课,唯胃口尚欠佳,舌正,脉平,按之弱(自摸脉搏时有歇止现象)。正气尚未恢复,全在调养之功。以香砂六君子全方做散剂常服,嘱其仍需静养、勿劳累、慎风寒,调养半年以待康复。

1985年11月随访,病人春季已复学,本学期体育及格。

郭老按:本病例所表现之口苦、咽干、头眩和心烦欲呕,是少阳本证已具;心悸、小便不利,乃少阳之或然证,辨为少阳病,当无疑义。三焦属少阳之域,病人胸中满闷,是上焦壅塞;腹中胀满,是中焦壅滞;小便不利,乃下焦不疏。三焦郁滞,水道不调,所以有浮肿诸证。不过,此种少阳三焦枢机失利,不是由伤寒中风引起的,而是由湿热邪气所致,这从舌象得到证明。由于湿热壅滞,枢机不利,故有低热、口苦、咽干;脾胃之气由困顿而损伤,运化低下,所以不欲饮食。更因不能纳化水谷以生气血,而引起心气营血严重不足,所以面白无华、心悸、气短,动则更甚。明·喻嘉言《医门法律》云:"胸中大气,即膻中之气,为心所主,大气一衰,则出入废,升降息。"今病人呈现如此严重之短气不续,脉急促难计,又泻下清稀,大气下陷欲脱甚明,故谓病在重险一途。

察原服之厚叠处方,尽从活血化瘀论治,甚至采用苏木、降香、血竭、三棱、莪术等峻猛克伐之品,其间虽也配用党参、黄芪、白术之类,毕竟损多益少,以致形成严重局面:正气江河日下,病势与日俱增,大有随时脱竭之虞。究其误治之由,当归咎于这样一个非常偏见的公式:"心脏病 = 活血化瘀",以致明明湿热壅滞,少阳枢机不利,却视而不见。然而,邪实正虚,最难处理,补之碍气机,攻之伤正气。而仲景小柴胡汤,扶正与祛邪并举,却适应了此种病机。首诊以小柴胡和解少阳三焦,疏利气机,加白蔻、厚朴,芳化中焦湿邪;加茵陈、茯苓清利下焦湿邪;以郁金畅通三焦气郁。其中法半夏兼燥中焦之湿,黄芩清湿中之热,参、柴、草、枣、姜,益气补虚,以防大气脱陷。一般常规健脾益气,党参即可,防陷救脱,非人参难以成功。只要气机舒展,虚者受补,则病情自趋好转。

11. 小柴胡汤加味治疗风心病流涎案

符某,女,65 岁,农民,初诊时间:2012 年 2 月 15 日。

主诉:风心病 1 年余,流涎半年。

病史:患者 1 年余前无明显诱因出现心累,胸闷,气短,当地医院诊断为"风湿性心脏"。半年前无明显诱因出现自觉涎水分泌过多。10 余天前于某省级医院检查,心脏彩超(2012 年 2 月 2 日)示:风湿性心脏病,二尖瓣狭窄,主动脉瓣反流,三尖瓣反流,左室收缩功能测值正常。

现症:患者形体瘦小,面色红,流涎,通常几分钟必须吐一次涎沫,否则口水会自动溢出口外。自觉头昏,心慌,气短,胸闷,胁痛,口苦,恶心欲呕,舌红苔薄黄,脉细弦。

辨治:此为肝郁气滞、少阳枢机不利所致,法当和解少阳、疏肝解郁以治之。方拟小柴胡汤加味。

处方:

柴胡 15g,黄芩 20g,法半夏 15g,生姜 15g,党参 20g,炙甘草 3g,大枣 15g,竹茹 15g,枳壳 15g,合欢皮 30g,延胡索 20g。

7剂,每日1剂,水煎500ml,日3服。

二诊(2012年2月21日):上方7剂后,两胁疼痛缓解,心累、苦满、流涎减轻。仍觉头昏,脉细弱,口干,舌红苔薄黄,时有腹胀。

辨治:患者目前气机已畅,少阳枢机已转,只气虚阴亏较甚,可放心补益,宜以益气养阴以善其后。方拟生脉散加味。

处方:

太子参 30g,麦冬 30g,五味子 10g,苦参 10g,生地黄 15g,北沙参 30g,玉竹 20g,炙甘草 5g,黄精 15g,黄连 6g,法半夏 10g,炒稻芽 20g。

7剂,煎服方法同上。

1月后,电话随访,患者药后不流涎,诸症改善。

按:流涎的原因有很多,而该患者既非神经性肌肉功能障碍,也非口腔炎、胃食管疾病等,更没有解剖及体位异常。究其中医病因,亦与心脾积热、脾胃虚寒、脾气虚、肾阳不足等常见病机关系不大。细查患者临床表现,头昏、呕恶、口苦、胁痛等为少阳热郁证。少阳主枢,为"游部",病位涉及广泛,病症变化多端,此流涎多由少阳开合失司所致。《素问·宣明五气》云:"脾为涎。"脾居中州,而司升降;胆居于胁,而主出入。胆与脾,其气相通,互为影响,正如《素问·五常政大论》云:"土疏泄,苍气达",今少阳枢机不利,则脾运失常,涎液分泌增加,而发生流涎。小柴胡汤能升疏少阳热郁,使胆气春生,促进脏腑气化,故郭老经用小柴胡原方,并在该方的基础上加合欢皮疏解肝郁,竹茹、枳壳清降痰火,延胡索和络止痛。故首服 7 剂后诸症减轻,少阳之气已得畅达,郭老遂以生脉散加甘苦之品以合化阴气善后。

12. 三剂愈频发室性早搏案

黄某,女,57 岁,干部,初诊时间:1993 年 1 月 7 日。

主诉:心悸、胸闷 5 年余。

病史:自诉患冠心病已 5 年余,常发心绞痛,服"速效救心丸"等可缓解。近日来自觉心悸、心慌、胸闷殊甚,自扪脉搏不规律,乃去医院做心电图,报告为频发室性早搏。欲服中药而来治。

现症:自觉心悸、心慌、气短,动则更甚,头晕,乏力,失眠。察其形体偏瘦,精神欠佳,血压 105/60mmHg,舌质淡,苔白薄润,脉缓代而细,每分钟停 8~10 次。

辨治:察其阳虚之象不突出而以气阴亏虚为主,兼夹瘀滞为患。其言咽干、心慌、失眠,表明有虚热上扰心神之兆。治以益气养阴为主,辅以养血活血、清心安神。方用生脉散加味。

处方:

红参 15g,五味子 15g,麦门冬 20g,黄芪 40g,制首乌 20g,当归 15g,丹参 20g,炒枣仁 15g,苦参 15g。

4 剂,每日 1 剂,水煎服。

复诊(1993年1月14日):自诉上方服3剂,症状显著缓解,自扪脉搏偶见歇止,服完4剂,脉律正常。已3日未服药而来复诊。目前脉缓细弱,无歇止,上方去苦参,红参改用太子参30g,服4剂做善后调治。

按:《难经·十三难》云:"损其心者,调其营卫。"这句经文提示我们在治疗心系疾病时需要同时关注心的阳气和阴血的虚实状态。郭老此案即是明证。从案例的叙述过程来看,郭老治心,首看气分,是否有虚及虚损程度,是否有邪及邪气性质;再看血分,是否有不足及虚热的有无,是否兼夹瘀滞。如本案中,郭老认为患者"阳虚之象不突出而以气虚血弱为主,兼夹瘀滞为患。其言咽干、心慌、失眠,表明有虚热上扰心神之兆",特别是辨别虚热的程度对于我们调理心的气血尤其关键。故郭老以生脉散加黄芪、首乌、当归补益心经气血,炒枣仁安神,丹参化瘀通络,苦参凉泻虚热,既补心经之虚,又除心经之邪,兼以安神,心之气血安和,神得涵养,病何不愈!

13. 芪葛方治疗心脏左前降支完全阻塞案

詹某,女,77岁,居民,初诊时间:2003年5月12日。

主诉:胸闷不适10余年,加重1月。

病史:患者冠心病心绞痛10余年,常服"复方丹参片、阿司匹林、消心痛"等药。心绞痛多于劳累活动后发作,舌下含化硝酸甘油或消心痛并停止活动,疼痛能立即缓解。期间有血压波动,采用络活喜5mg,每日1次,血压保持在140~150/80~90mmHg。1个月前因心绞痛加重而住院,冠状动脉造影提示:左前降支完全阻塞,建议安置支架,患者不同意,住院治疗1月余病情稳定出院,慕名前来求治中医。

现症:时时心前区发闷,稍有活动则左侧胸部刺痛,终止活动疼痛可减轻,心累气短,爬楼梯须歇息,夜寐每晚约4小时,食少,二便正常。查其形体偏胖,面色无华,言语低沉,舌质淡嫩、苔薄微黄,诊其脉沉弱无结代。

辨治:此乃气虚血瘀夹气郁痰浊,当益气化瘀、行气涤痰治之。方拟芪葛基本方加味。

处方:

三七粉^{冲服}6g,黄芪50g,丹参30g,川芎15g,制首乌30g,法半夏15g,瓜蒌15g,降香15g,酸枣仁20g,郁金10g,合欢花15g,延胡索20g,全蝎^{水洗去盐,同煎}10g,炒稻芽30g。

7剂。每日1剂,浓煎2次。第一煎当晚睡前服100ml,余下药液与第二煎药液混合,分2次于第二天早晨、中午服用。

每周复诊1次,上方随证加减,大便秘结则易瓜蒌为瓜蒌仁,胸闷明显加薤白,夜寐不佳加酸枣仁、合欢花,苔黄、脉数湿热较甚加苦参、黄连,疼痛减轻则去全蝎、降香,适当加入红花、赤芍,痰中带血丝加白及。服药2周后胸闷明显减轻。1个月后,患者心绞痛发作减少,心累气短好转,上二楼较以前感觉轻松。2个月后患者10~15天复诊1次,精神、睡眠明显好转,声音渐渐响亮。

随访近7年,患者精神尚好,自己乘车来诊,头脑清晰,脉律整齐,每月复诊1次,仍用基本方加味,3天2剂,以巩固治疗。

按:郭老认为气虚血瘀是冠心病心绞痛的基本病机,当以益气化瘀为其基本治则。补已病之气,使气旺而血行;化瘀阻之血,使瘀去而脉通;通则不痛,血行通畅,心脉自然无恙。郭老在此基础上拟定芪葛基本方:黄芪30~50g,葛根20~30g,制何首乌20~30g,川芎15~20g,丹参20~30g。方中黄芪为君,以益气而行血,"血为气之母",用制何首乌补养精血,使所生之气有所依附;丹参、川芎活血化瘀,与黄芪相伍行血活血;葛根辛甘和散,升散灵动,以解心脉阴血凝聚,达到活血化瘀目的。诸药合用,共奏益气补虚、活血化瘀之功。

临床中,郭老以中医整体观念为指导,根据其病机证候特点,将心绞痛分单纯型、胃心不和型、胆心不和型、肝心同病型、肺心同病型5型辨治,以期更切合临床实际,针对性更强。该案属于单纯型,是指除气虚血瘀引起心痛外,不存在其他脏腑与心痛相关的病症,这是临床上最多见的一个证型。其主要表现为心悸、气短、胸闷、胸痛或其他不典型心绞痛症状。气虚偏心阳不振者,见畏寒、面白少神、肢冷、舌淡、苔白润,脉沉细弱;偏气阴虚、虚阳浮亢者,见面红、心烦、口苦口干,舌红、苔薄黄少津,脉多细数。血瘀夹气郁者,见胸紧缩感或堵塞感,嗳气略舒,苔无定象,多有瘀点,脉弦;夹痰湿者,则胸憋闷,多形肥,舌淡胖苔白滑。气虚血瘀,偏心阳不振者,用基本方加桂枝甘草汤温通心阳,阳虚重者,再加制附子15~20g;偏气阴虚、虚阳浮亢者,基本方暂去黄芪,加太子参、麦冬、苦参或黄连。夹气郁者,加延胡索、香橼、郁金;夹痰湿者加薤白、瓜蒌、法半夏。经上述服药3剂其心痛不见缓解者,为瘀滞较甚,加失笑散、延胡索、降香。若又服3剂其心痛缓解不明显,或心痛较原本更甚,或安装支架后阻塞又致心痛者,均为瘀滞太甚,当搜剔络脉,酌加水蛭、全蝎或血竭之类。如大便干结,腑气不通,可加重心脉瘀滞,故可加瓜蒌仁30g。如睡眠不佳,更损气阴,酌加合欢皮、酸枣仁。

14. 从少阴寒化论治扩心病案

孙某,男,48岁,居民,初诊时间:2005年8月9日。

主诉:反复心慌气短、胸痛1年余。

病史:患者1年前因"胸痛持续不缓解5小时"入住某省级医院,

诊断为"扩张型心肌病",给予西药治疗后,反复发作多次,经人介绍而来就诊。

现症:自述心悸、心慌、乏力,气短促、动则更甚,胸部隐痛、闷胀、畏寒、四肢厥冷,下肢轻度凹陷性水肿,睡眠差,小便短少。问其生活作息,患者销售工作繁忙,每感力不从心,且每日抽烟两包以上,生活不规律。察其面色淡白、少神,舌淡胖,苔水滑,舌边有齿痕,脉沉细微。

辨治:本案乃典型之少阴病,阳气式微,气虚血瘀,浊水停滞,证从寒化。非辛热桂附无以回阳,非重剂参芪难以益气,兼活血通利治之。

处方:

(1)北黄芪 60g,红参 20g,制附片^{先煎去麻}15g,桂枝 15g,干姜 10g,茯苓 30g,猪苓 20g,益母草 30g,丹参 20g,川芎 15g,麦冬 20g,生地 12g,炙甘草 5g。

10 剂,水煎服,每日 1 剂,1 日 3 次。

(2)移山人参 100g,每日 10g,另煎,和药汁服用。

(3)绝对休息,戒烟。

经上药服用 30 余剂,心悸、气促、胸痛、浮肿渐次消除,服药过程中因商务需要并未休息,每日抽烟两包左右,自觉体力渐复。此后又复诊数次,均以上方为基础,其浮肿消则去猪苓、益母草、干姜,酌加玉竹、黄精、白术等。偶有感冒咳嗽等,则暂停上方,另服治标之剂,始终守法守方,途中未服用任何西药。

2006 年 8 月 4 日复诊:精神良好,体力增强,未曾感冒(过去稍有不慎即感冒),一般活动不觉气短、心悸、胸闷,无浮肿,能够胜任日常商务工作,但在从事较剧烈的活动或情绪过度紧张时,尚有胸闷、心悸感觉,未觉胸痛,舌红少津,脉沉细。郭老认为目前病人状况平稳,阳气渐复,气阴有伤,应注重调补气阴,仍本上方加减治之。

处方:

(1) 北黄芪 50g,丹参 20g,当归 10g,生晒参 15g,麦冬 30g,五味子 10g,黄精 20g,生地 15g,玉竹 18g,茯苓 20g,白术 15g,延胡索 20g,炙甘草 6g。

10 剂,水煎服,1 日 1 剂,1 日 3 次。

(2) 移山人参 100g,每日 10g,另煎,和药汁服。

2007 年 3 月 15 日随访,患者述身体无明显不适,能胜任日常工作,未再诉胸痛不适等症状。

按:有言"外入之寒,温必兼散;内生之寒,温必兼补。"心肾同为少阴,本案即是手少阴心之阳气太虚,不能镇摄阴水,水湿泛溢,上凌心经使然。心阳虚,故畏寒肢厥,心悸气促;水湿泛溢,则肢肿苔滑,上凌心肺则心悸胸闷。"寒则泣不能流",阴寒太盛,血脉不得温通,瘀滞故生胸痛。故郭老以制附片、桂枝、干姜、炙甘草温通心阳,移山参、红参、黄芪峻补其气,茯苓、猪苓、益母草甘淡泻利水湿,丹参、川芎通瘀滞之血,恐温补太过,故酌加麦冬、生地以和阴气。诸药合用,共成温阳补气,泻浊通脉之剂,善通心经寒滞之脉。故服用 30 余剂,患者症状大减。后以补阴培阳,气血同调善后,终愈此重症。

(二)神经系统疾病

15. 脑血管畸形介入术后案

李某,男,19 岁,学生,初诊时间:2012 年 10 月 28 日。

主诉:头晕痛 1 年余,"脑血管畸形介入术"后近 3 月。

病史:病人 1 年前开始出现头晕头痛,今年 7 月 30 日因"头痛、呕吐伴意识进行性下降 1 小时"入院,入院查出突然脑出血,原因是脑血管畸形破裂,后在医院行脑血管畸形介入手术,术后引发感染,出现脑水肿、癫痫,用西药抗癫痫治疗。目前血压不高。西医诊断:①右侧枕叶动静脉畸形伴脑室出血;②颅内感染;③左大脑前动脉额中内侧动脉假性动脉瘤;④脑积水。针对脑水肿的问题,当时西医建议介入手术后 2~3 个月进行脑室腹腔分流术,终身安置。病人家属无法接受这一治疗方法,遂决定采取中医治疗。

现症:病人自发病以来性情比较温和,喜爱音乐,不烦躁。术后无头晕头痛,神志清楚,认人稍有障碍,记忆力减退,易感冒,大小便间断失禁,舌质红,脉略细。

辨证:痰湿阻滞,络道不利。治以通络开窍,除湿利水。

处方:

(1) 散剂(10 日量):石菖蒲 50g,制远志 30g,琥珀 30g,天竺黄 30g,麝香 1g。

共研细末,每次 5g,日 3 次,温水冲服。

(2) 水煎剂:桂枝 10g,白术 20g,茯苓 20g,猪苓 20g,泽泻 20g,丹参 20g。

二诊(2012 年 11 月 7 日):患者神志较之前清楚,服药后大小便恢复正常,能说长语句,偶有语言错乱。记忆力仍差,眼痒,舌质红,脉细。

辨证:同前,治法同前,去桂枝之辛燥,加龟板滋阴潜阳,川芎、丹皮、赤芍活血,防风、野菊花、木贼疏散风热。

处方:

（1）散剂（10日量）：制龟板 30g，龙骨 30g，石菖蒲 30g，制远志 30g，琥珀 30g，天竺黄 30g，麝香 1g。

共研细末，每次 6g，日 3 次，温水冲服。

（2）水煎方：白术 20g，茯苓 30g，猪苓 20g，泽泻 20g，丹参 20g，川芎 15g，丹皮 15g，赤芍 20g，防风 15g，野菊花 30g，木贼 10g。

三诊（2012 年 11 月 19 日）：服药后话语增多，能主动与人交流，能认、读简单字词，但与正常同龄人比还是有比较大的差距。大小便正常。舌质红少苔，脉细弱。

辨治：同前，治法同前。

处方：

（1）散剂：在二诊的基础方上加牡蛎 30g。

（2）水煎剂：白术 20g，茯苓 30g，猪苓 20g，泽泻 20g，桃仁 15g，川红花 15g，当归 10g，川芎 15g，赤芍 20g，白芍 15g，丹皮 15g，野菊花 30g，木贼 10g，北黄芪 20g。

四诊（2012 年 11 月 28 日）：症状同前，舌质红，脉细弱。

辨证：效不更方，加重通络之品。

处方：

（1）散剂：同前。

（2）水煎剂：白术 15g，茯苓 20g，猪苓 20g，泽泻 15g，赤芍 20g，当归 15g，川芎 15g，地龙 10g，北黄芪 40g，桃仁 15g，川红花 15g，木贼 10g，菊花 20g，防风 10g，羌活 10g。

五诊（2012 年 12 月 10 日）：记忆力好转，但不如常人，12 月 4 日发作一次癫痫，持续 2~3 分钟。仍易感冒，唇青紫，舌质红少苔，脉沉涩。

辨证：辨证治法同前，加灵磁石镇惊安神。

处方：

（1）散剂（10 日量）：石菖蒲 30g，制远志 30g，琥珀 30g，天竺黄 15g，麝香 1g。

共研细末，每次 5g，日 2 次，温水冲服。

（2）煎剂：灵磁石^{先煎 30 分钟}30g，僵蚕 15g，北黄芪 50g，赤芍 20g，当归尾 15g，川芎 15g，桃仁 15g，川红花 15g，地龙 15g，羌活 10g，茯苓 20g，泽泻 15g，黄芩 15g，菊花 20g。

六诊（2012 年 12 月 24 日）：患者平时喜爱音乐，性情平和，心中不烦躁，无头晕，记忆力有所恢复，大小便正常。舌质红，脉沉细弱。

辨证：辨证治法同前。

处方：

（1）散剂（10 日量）：石菖蒲 30g，制远志 30g，琥珀 30g，僵蚕 30g，天竺黄 5g（若无天竺黄，以鲜竹沥水代替，每次 15ml，1 日 2 次），麝香 1g

共研细末，每次 6g，日 2 次，温水冲服。

（2）水煎剂：赤芍 20g，当归尾 15g，川芎 15g，桃仁 15g，川红花 15g，地龙 10g，北黄芪 50g，灵磁石^{先煎 30 分钟}30g，石决明 30g，泽泻 15g，茯苓 20g，野菊花 20g，水蛭 5g。

七诊（2012 年 12 月 31 日）：记忆力有所提高（能记得同学的网名），兴趣爱好逐渐恢复（想起拉小提琴的动作并能短时间拉小提琴）。舌质红，脉沉细弱。

辨证：辨证治法同前。

处方：

（1）散剂（10 日量）：制龟板 30g，龙骨 30g，牡蛎 30g，石菖蒲 30g，制远志 30g，琥珀 30g，天竺黄 5g（若无天竺黄，以鲜竹沥水代替，每次 15ml,1 日 2 次),麝香 1g。

共研细末,每次 6g,日 3 次,温水冲服。

(2)水煎剂:赤芍 20g,当归尾 15g,川芎 15g,桃仁 15g,川红花 15g,地龙 10g,北黄芪 50g,僵蚕 10g,泽泻 15g,茯苓 20g,野菊花 20g,川牛膝 15g,炒稻芽 20g。

八诊(2013 年 1 月 14 日):CT 示:脑积水未减少。患者病情好转,但思维反应较正常人有些迟钝,偶有呆滞的表情,舌质红,脉沉细弱。仍服用抗癫痫的药物。

辨证:辨证治法同前。

处方:

(1)散剂(10 日量):制龟板 30g,龙骨 30g,牡蛎 30g,石菖蒲 30g,制远志 30g,琥珀 30g,麝香 1g。

共研细末,每次 5~6g,日 3 次,温水冲服。

(2)水煎剂:泽泻 15g,白术 15g,赤芍 20g,当归尾 15g,川芎 15g,桃仁 15g,川红花 15g,地龙 10g,北黄芪 50g,僵蚕 10g,灵磁石 30g,明天麻 15g,蜈蚣 1 条,川黄连 6g,炒稻芽 20g。

九诊(2013 年 2 月 14 日):病人最近发作癫痫数次,持续时间为数分钟。

辨证:肝风夹痰瘀。治以平肝祛风化痰。

处方:灵磁石^{先煎}50g,神曲 15g,胆南星^{先煎}15g,琥珀粉^{冲服}5g,全蝎^{洗去盐}10g,僵蚕 15g,制远志 15g,蜈蚣 2 条,酸枣仁 15g,炙甘草 6g,炒稻芽 20g。

十诊(2013 年 3 月 4 日):上方对于控制病人的癫痫效果不明显,故采用小柴胡合桂枝汤加味治疗,日本用这个经方治疗癫痫有效,故试用。

处方:柴胡 10g,黄芩 15g,法半夏 15g,党参 20g,大枣 10g,生姜^{自加}10g,炙甘草 3g,桂枝 15g,白芍 15g,石菖蒲 15g,制远志 15g,泽泻 15g,三棱 10g,莪术 10g,当归尾 15g。

后患者未回访,后续情况不详。

按:此案患者为脑血管畸形介入术后,生活中少见,临床可资借鉴的经验更是绝无仅有,患者病情初期控制良好,尽管后期癫痫有所反复,但案中充分体现了郭老辨证用药的经验,也为后人诊治相关疾病提供了宝贵经验。

患者术后引发感染,出现脑水肿、癫痫,病情复杂。郭老抓住痰湿阻滞,络道不利的主要病机,采用通络开窍,除湿利水的治法,结合散剂与水煎剂同时服用。散剂以通络开窍为主,取"散者,散也"之意;用水煎剂之浩荡之势,除湿利水。利水活血均易伤阴,故二诊去桂枝之辛燥加用制龟板、龙骨养阴兼镇静安神。三诊、四诊用五苓散加减利水也是此理。水停日久,血运受阻产生瘀血,故加丹参、川芎活血开窍;针对舌质红,血热重,加丹皮、赤芍凉血活血;风胜则痒,加防风、野菊花、木贼祛风止痒。气行则血行,气行则水行,故在八诊时加北黄芪,而且久病正气亦有损伤,也可扶助正气。在九、十诊,患者癫痫上升为主要矛盾,故改用平肝祛风、化痰镇静治法治疗患者癫痫。虽然本案后续情况不详,但在这十诊之中,充分体现了郭老的辨证用药特点。

16. 四妙散加味治疗急性脊髓炎案

沈某,女,63岁,居民,初诊时间:1988年9月8日。

主诉:下肢酸软无力1年余。

病史:自诉1年前无明显诱因出现腰背部酸痛,两三天后即觉下肢酸软无力,步履困难,随即往省属某医院诊治,西医诊断"急性脊髓炎"。继而下肢呈弛缓性瘫痪,不能举步行走,大小便潴留,住院治疗半年病情缓解出院。出院时仍然是下肢瘫痪不能举步,感觉麻木,继续用中西药加针灸治疗数月,病情进展不大,经人介绍而来就诊。

现症:双下肢瘫痪软弱,无力行走,由两人扶持进入诊室,自诉肛门连及阴户无感觉,大便干结,小便短黄,二便能自然排解,饮食如常。察其体质肥胖,神情清楚,扪其下肢有感觉,令其家人扶持在诊断室中举步行走以观察之,见其已出现主动运动,双下肢可以自动举步,只膝软弱无力支持。舌苔白滑腻带黄,脉滑数无力。

辨治:湿热蕴结,经脉瘀滞,日久由实致虚,致使足三阴虚损,故迁延不愈。治当虚实并举,即清热除湿,活血化瘀以治其实;养肝、补脾、温肾以治其虚,配合按摩和功能锻炼,所谓"杂合以治"则收效更捷。

嘱:

(1)隔日进行按摩疗法一次。

(2)坚持下床主动活动,先室内行走,然后室外;先由人扶持,过渡到扶杖而行,再弃杖而行,只准进,不准退。

(3)中药汤剂,二日1剂。

处方:

苍术、黄柏各15g,薏苡仁、银花藤、茵陈各30g,黄芪50g,制首乌、白术、丹参、牛膝、鸡血藤、当归各20g,女贞子、杜仲各15g,肉苁蓉30g,淫羊藿20g。

7剂,水煎服,1日1剂,1日3次。

嘱其饮食清淡,戒辛辣厚味油腻,如病情无其他变化,守方照服。

二诊（1988年10月6日）：患者由家人陪同扶杖步行1公里多前来就诊。自诉肛门和阴部感觉恢复，下肢较前有力，但觉其有烧灼烦热之感，扪之又不发热。大小便很正常，睡眠佳，饮食香。察其笑逐颜开，精神愉快，信心倍增，舌正脉平。以其三阴之虚有所改善，而下肢之烦热表明湿热未尽解。上方去肉苁蓉、银花藤，加知母15g。嘱其弃杖行，坚持锻炼如往常。

三诊（1988年11月12日）：患者一人弃杖行走前来应诊。自谓膝部有力，行动自如，一切正常，唯下肢烧灼烦热之感未除，尤以晚间为甚，常须掀被纳凉，其余无特殊。至此，其"急性脊髓炎"应视为痊愈，而下肢之烦热乃残症也，认为阴虚湿热所致，只须善后调治即可。仍以二诊方加秦艽15g，地骨皮20g。

次年春节后，患者走亲访友归来，专门致谢诉一切正常。

郭老按：多年临床所见，"急性脊髓炎"之初多表现为湿热遏郁，如《黄帝内经》云："湿热不攘，大筋软短，小筋弛长，软短为拘，弛长为痿"。凡邪气留滞无有不损伤正气者。湿热郁久，首先使经脉瘀滞，进一步损伤脏气，而湿热在下，一般主要造成足三阴虚损。由于脾主肌肉、四肢，肝主筋，肾主骨，痿证后期之治，当从此三脏中探寻。明代薛立斋对此也早有论述："痿证多因足三阴虚损"，不过他又言："若脾肾不足而无力者，用还少丹；肝肾虚热而足无力者六味丸如不应，急用八味丸。"因本证患者湿热夹瘀滞比较突出，故薛立斋之方则不太适应本例患者。张景岳于《景岳全书·杂证谟》云："黄柏、苍术治痿要药也。"故首选黄柏、苍术，并辅以除湿清热，活血通络，益气健脾，滋补肝肾之品。尤当指出的是，配合按摩和鼓励主动运动，直接促进患病部位的气血流通，筋肉滋荣，是任何药物所不能代替的。所以，治疗痿证都应采取内治与外治相结合的综合措施，才能收到满意的效果。

方中黄柏苦寒,其性沉降,擅于清下焦之湿热;苍术健脾燥湿,二药合用则攻补兼施,标本兼顾;牛膝祛风利湿,活血化瘀,兼能引血下行;薏苡仁蠲痹除湿,茵陈助黄柏除湿清热,白术散行三焦之气,以复水道;鸡血藤、当归补血,丹参活血化瘀,黄芪补气健脾,女贞子、制首乌、杜仲补肝肾,填精血;银花藤清热解毒,疏风通络;肉苁蓉、淫羊藿温肾阳,益肾精。诸药合用,共奏清热除湿、活血化瘀、养肝、温肾健脾之功。

17. 从肝风论治面神经痉挛案

沈某,女,60 岁,居民,初诊时间:1988 年 10 月 20 日。

主诉:左侧面部痉挛 5 天。

病史:患者诉 5 日前晨起冒风后忽觉左侧面部持续痉挛,当即就近去本市某医院诊治,西医诊断为"面神经痉挛",转针灸科做针刺疗法,已四日未效而来就诊。

现症:自诉左侧面部联及眼睑持续痉挛,每分钟 10 次左右,同时感觉该侧面部麻木不仁,口苦,纳眠可,二便调。察其体质坚健,面唇红润,神清气爽,舌质红,苔薄白中微黄,脉沉弦而滑。

辨治:此为外感风邪,引动肝阳,夹痰上扰,络道不利所致。以平肝祛风,豁痰通络法治之。

处方:

钩藤 30g,白芍 20g,菊花 30g,蒺藜 15g,石决明 30g,全蝎^{水洗去盐同煎} 8g,地龙 15g,僵蚕 15g,蜈蚣 2 条,制南星^{先煎20分钟}15g,银花藤 30g,板蓝根 20g,甘草 10g。

2 剂,1 日 1 剂,水煎服,日 3 服。

二诊（1988年10月27日）：自诉服药两天其面部抽动即完全停止，但停药后偶发轻度抽动，乃就近自配上方两剂服用，其抽动又停止，以致不敢停药，外出办事甚至来复诊时均以保暖杯盛药液随身携带，以便按时服用。察患者候诊约1小时许，左侧面部轻微抽动数次而不自知，表明残存之风痰未尽，当加强透络息风之品以治之。原方续服，另加蜈甘散配合与服。

处方：

蜈蚣30g，甘草20g。

共研细末，分成12包，一日2次，每次1包，温开水调服。

三诊（1988年11月9日）：自诉面部抽动完全停止，唯左侧面部有麻木烧灼之感，其余无特殊。患者在旁候诊1小时许，暗暗观察其面部仍有一丝很轻微的抽动，面正眼合，无麻痹之象。古谓"治风先治血，血行风自灭"。治疗至此，当改以养血平肝，兼透络息风治之。

处方：

（1）水煎方：

制首乌30g，生地20g，桑椹子15g，白芍20g，鸡血藤30g，天麻15g，菊花20g，夏枯草20g，丹皮10g，赤芍15g，甘草10g，蜈蚣2条。1日1剂，水煎服，日3服。

（2）蜈甘散继续与服如前法。

同年11月25日随访，患者诉上方服10剂后停药6天未复发，已痊愈。

按：面肌痉挛，临床尤以肝肾素虚，风火内动者常见，而外感风邪是常见的触发因素。本案患者年届六旬，肝肾素虚，遇外感风邪触及，外风引动内风，风火夹痰阻滞络道，故成斯证。故郭老首诊即以"平肝祛风，豁痰通络法"治之，其中钩藤、石决明、菊花、蒺藜清降肝经风火,白芍甘酸以充肝体,南星化络道之痰,全蝎、地龙、僵蚕辛润通络。既养肝之体,又平肝之用,兼以化痰通络,方证合法,故首服2剂即获良效。后郭老又增蜈甘散增强通络之力。患者面部已无麻痹,面正眼合,但有少许抽动,邪气既虚,正虚之象显露,故重加制首乌、桑椹子、生地、白芍、鸡血藤等味以充养肝肾之体,俾肝肾阴血充沛,风阳得以涵养,自无纵横动象!

18. 祛风豁痰通络法治疗特发性颤抖证案

石某,男,63岁,居民,初诊时间:2011年8月31日。

主诉:不自觉头摆动,手颤抖2年。

病史:患者2年前无明显诱因逐渐出现头摆动、手颤抖,曾往四川省华西医院就诊,诊断为"特发性颤抖证",并排除帕金森病。期间患者曾多方治疗,效果欠佳,慕名前来求诊。

现症:患者脸面红、目睛红赤、唇红、舌红,典型的四红证。头、手不自主抖动,不自觉而他人可察,情绪激动时加重,可独立进餐。血压135/90mmHg。既往颅脑CT示:脑血管供血不足。舌红苔薄黄,脉沉。

辨治:此属于中医"颤证"范畴(风痰)。拟用活血通络豁痰,平肝祛风之法。方用三虫汤、天麻钩藤饮、芍甘汤化裁治之。

处方:

僵蚕15g,全蝎^{洗去盐}10g,地龙15g,胆南星15g,白芍40g,炙甘草5g,葛根30g,钩藤30g,明天麻15g,当归尾15g,川芎15g,桃仁10g,川红花10g,延胡索15g,夏枯草30g。

5剂,1日1剂,水煎服,日3服。

二诊(2011年9月6日):患者家属代诉服上方后头摆动、手抖动有很大改善,察其四红证也有改善,效不更方,上方与服 10 剂。后期随访,患者病情稳定,基本痊愈。

按:面红、目睛红、唇红、舌红的"四红证"是郭老辨析肝阳上亢的常用定证,本案四证俱在,肝阳风火无疑。肝阳上亢以弦脉多见,本案脉沉,郭老多认为是风夹痰瘀阻滞脉道使然。故郭老平肝潜阳的基础上,重用化痰活血通络之品,以开通络脉凝瘀,如以当归尾、川芎、桃仁、红花、延胡索活血,胆南星、夏枯草化络道之痰,僵蚕、全蝎、地龙辛润通络,服用 3 剂即风息络通,颤抖大减,续与原方服用 10 剂,病情痊愈。

19. 一诊愈面神经炎案

程某,女,70 岁,干部,初诊时间:1996 年 5 月 27 日。

主诉:左侧面部肌肉酸软、耳痛、闭目不全 5 天余。

病史:5 天前早晨起床时突感左侧面部肌肉酸软,耳根疼痛,闭目不全,当即照镜发现面部偏斜,立即就近去本市某市立医院诊治,诊断为"面神经炎",给予针刺、可的松、维生素 B_1、维生素 B_6、维生素 B_{12} 等治疗,已 5 天未见显著疗效而来求治。

现症:自诉左侧面肌酸软连及同侧耳根作痛,烦躁,口渴,大便燥结,小便短黄,并诉舌前半部麻木不知味。察其形体中等,神情偏急,左侧面部无表情,前额皱纹消失,眼裂扩大,闭目不全,鼻唇沟平坦,口角下垂,时有唾液外流,舌质红苔黄厚而干,脉弦滑。

辨治:此为突中外风引动内风,夹痰热闭阻络道而为病。治当疏风清热,息风豁痰,平肝通络,用三虫通络方加味。

处方:

全蝎^{水洗去盐,同煎}10g,僵蚕 15g,地龙 15g,防风 20g,银花 20g,连翘

20g,钩藤 20g,刺蒺藜 20g,菊花 30g,板蓝根 30g,甘草 6g。

7剂,1日1剂,水煎服,日3夜1服。

二诊(1996年6月4日):上方已服7剂,未服任何西药,也未做针刺治疗,诸症消失,面正,左侧面部恢复表情,已无不适之感,舌正脉平。以养血息风善后。随访3月余均正常。

按:"风、火、痰、瘀"阻滞络脉,导致络脉痹阻,是郭老治疗肌肉运动、感觉异常的常见思路。本案即是明证,患者因外风引动内风,导致风升痰起瘀闭而成斯证。但该患者口渴、便燥、小便黄,提示内热较重。故郭老在钩藤、刺蒺藜、菊花凉泄肝热,全蝎、僵蚕、地龙通络的基础上,采用辛温复辛凉法以疏风通痹,如防风、银花、连翘,再以重剂板蓝根清热泻火解毒。故服用7剂,患者诸症消失,可见辨证之精,疗效之良!

20. 豁痰开窍息风法治疗病毒性脑炎案

朱某,女,52岁,居民,初诊时间:1988年6月30日。

主诉:神志不清,口眼歪斜,手足不仁半月。

病史:患者半月前突然昏倒,神志不清,躁扰不宁,左侧口眼歪斜,手足不仁,不能动弹,即到当地专区医院诊治无效,转成都某医科大学附属医院,检查、会诊,诊断为"病毒性脑炎",但治疗无进展。乃邀请院外某老中医诊治,以其数日不大便,舌苔厚黑,用大承气汤急下之,病情毫无缓解而来求治。

现症:患者语言謇涩,语无伦次,狂妄躁扰,烦乱不安,须数人照料。察其神情呆滞狂乱,面色苍黯,口眼轻度歪斜,左手足运动不灵,时时口吐痰涎。询其夜不能寐(每晚均服大剂量"安定"),不欲食,腹胀满,时而口渴欲饮,已3日未解大便,一直不发热。扣其四肢不温,腹满微硬而无压痛,舌苔厚黑而干,脉沉细数。

辨治:此为寒温两感,阳明腑实兼心包痰热动风之证。当以寒温合法,通下腑实,豁痰透热,开窍息风为治。

处方:

(1)安宫牛黄丸10粒,每日2次,每次1粒。

(2)栀子、淡豆豉、天竺黄各10g,水煎2次,冲服安宫牛黄丸。

(3)大黄10g,厚朴、枳实、芒硝(分冲)各15g。3剂,每日1剂,水煎服,日2服,解大便后则停服,如隔日不大便则又煎1剂如前法服。

二诊(1988年7月6日):其家人陈述,第一天服安宫牛黄丸后,当晚未服"安定"即能安然入睡,诸证逐日缓解,通泻药服3剂后大便每日1次恢复正常,苔由黑转黄再变白润。患者饮食香,睡眠好,记忆转佳,能从事买菜、做饭、洗衣等家务活动,但条理性差,偶有烦躁现象,自谓左侧面部肌肉尚有不仁之感,仍吐少量痰涎。乃停服大承气汤,仍用安宫牛黄丸每日1粒,以上述栀子豉汤加竺黄冲服,同时以益气滋阴、豁痰息风、调理脾胃的汤剂随证调治。至8月30日,期间复诊数次,共服安宫牛黄丸40余粒,查肝肾功能、小便常规,均无异常变化,西医各项指标亦恢复正常。

按:本案腹满不大便,苔干黑是阳明腑实之证;神昏乱、谵妄、躁扰,不得眠,吐痰涎等,是心包痰热所致;口眼歪斜,语言謇涩,肢体不仁等,是痰热化风之象;其热郁于内,不得发散,故不发热,甚则四肢不温。本案颇似三阴烦证,因三阴烦证亦有躁扰不宁,反复颠倒,不大便等证。但三阴烦证必四肢厥逆,大汗出,舌苔虽黑必滑润,脉微欲绝。前医不用四逆辈从三阴治,而用承气汤从阳明治,显然已认识到其为真热假寒之证,术已精也。唯因伤寒治法局限,未能吸取温病学派的豁痰,息风,开窍醒脑治法,故未收到效果。假设只用温病的安宫牛黄丸,而不取伤寒急下存津的大承气汤和豁痰透热的栀子鼓汤加竺黄,其结果也不会有如此之速效。

21. 四妙散加味治疗臀部灼热案

陈某,男,62岁,居民,初诊日期:2011年2月27日。

主诉:臀部灼热2年。

病史:2年前,无明显诱因出现臀部灼热疼痛,到某西医院就诊,被诊断为"躯体神经障碍",服西药后疼痛消失,但灼热感一直未缓解,近3个月来症状加重,服中药、西药疗效不显著。

现症:臀部烧灼感,如火燎汤灼,部位不定,患部皮色如常,无丘疹、疮疡。坐下症状加重,以致夜晚只能站着看电视。患者痛苦面容,二便如常,睡眠欠佳。舌质淡红,苔薄黄。脉缓有力。

辨治:湿热久稽,化燥入血,瘀热伏于血分。治当清热利湿,活血通瘀。选方:四妙散加味。

处方:

黄柏20g,苍术15g,川牛膝20g,薏苡仁30g,秦艽15g,地骨皮30g,丹皮15g,丝瓜络15g,当归15g,鸡血藤30g,合欢皮30g。

4剂,1日1剂,浓煎,日3服。

患者服药后灼热减轻,半月后已可坐着看电视,后仍继续服药治疗1月余缓解。

按:此案患者臀部灼热,症状之奇可见一斑。患者舌脉无明显异常,且臀部皮肤也无异常。郭老据其病位在下焦,且病延两年未愈,辨为湿热久稽,阴分伏热之证,遂以四妙散清利湿热,治病邪之源;秦艽、地骨皮、丹皮,清透血分之伏热,治病邪之变;丝瓜络、当归、鸡血藤,活血通络,舒畅局部血流;合欢皮活血安神。立法严谨,故能效如桴鼓。

另,金元四大家李杲提出过一种气虚兼郁的导致的局部发热,其基本机制是由于气虚不能生血,局部血虚,郁滞不行而生热;或脾胃气虚,过食冷物,影响了气的升降浮沉运动,导致局部气郁,气有余便是火,而出现局部发热。辨证的要点是局部发热,而脉沉、无汗,且兼有轻微脾胃虚弱征象者。至于治疗,可选用升阳散火汤,李杲这样描述该方的作用,"治肌热表热,四肢发热,骨髓中热,热如火燎,扪之烙手",可供大家参考。

22. 寒温合法愈癫痫持续状态案

曹某,女,19岁,学生,初诊时间:2012年9月27日。

主诉:发热、昏迷、抽搐3月余。

病史:其母代诉(病人昏迷状态)。患者于本年6月22日突然发热头痛,伴抽搐,并有间断性幻听、行为紊乱等,入住当地医院数日,难以明确诊断,而于6月27日转入省城某权威医院,送检抗天门冬氨酸受体抗体,脑炎检测示抗体阳性,认为此种脑炎在世界上也不多见。直到9月5日第三次修正诊断:①脑炎,免疫性? 病毒性? ②难治性癫痫持续状态;③肺部感染。用过多种高级的抗感染、抗病毒、抗癫痫、脱水降颅内压、营养神经、激素、丙种球蛋白,以及中药安宫牛黄丸等药,并作气管切开后人工鼻饲、吸氧,症状一直控制不好,转入重症监护室,使用麻醉剂镇静,体温波动于38~39℃之间,至今意识无恢复,心率120次/分左右。慕名求方。

现症:病人仍在该医院重症监护室治疗,其母诉:病人持续低热不解,晚间体温升高,38.5℃左右,白天体温一般正常(夜热早凉之象),昏迷不醒已4月余,汗出,烦躁,皮肤未见斑疹,舌脉未见。

辨治:寒温合邪,少阳阳明合病,邪伏阴分,伤阴动风,灼津为痰,痰热蒙蔽心包之证也。其证:热不休,风不息,痉不止,神不清,死不治,故首先以退热为目标,用寒温合法,畅利枢机,透热清气,兼滋阴益气治之。用小柴胡、栀子豉、青蒿鳖甲汤化裁。

处方:

青蒿[后下]20g,制鳖甲[先煎]30g,生地15g,丹皮10g,柴胡20g,黄芩15g,炙甘草3g,北沙参20g,麦冬30g,银花30g,生石膏30g,栀子10g,淡豆豉10g。

4剂,1日1剂,水煎2次,将2次药液混合,分4份,日3夜1与服。

二诊(2012年10月8日):患者母亲由于未能挂到号,前来问郭老是否可以继续服用上方,郭老询问病人服药之后情况,其母一脸喜色,说女儿有退热趋势,郭老看过处方后于原方基础上加乌梅10g,石斛15g,言其久热之后必伤阴。

三诊(2012年10月11日):其母喜上眉梢,陈诉上方服完4剂,热退身凉,又自动以原方重复4剂,病人于10月7日出现神识偶有清醒之兆,体温保持在36℃左右。10月9日西医停用麻醉剂镇静,癫痫持续状态缓解,只偶有小抽搐,仍神识不清,烦躁,汗出。心者,君主之官,神明出焉。主不明则十二官危,主明则下安。故第二步治疗,当以清除心包痰热,开窍醒脑,促其神识恢复为目标。安宫牛黄丸、栀子豉汤加味。

处方:

(1)安宫牛黄丸8粒　　　用法:每次1粒　每日2次。

　　麝香1g　　　　　　　用法:每次0.1g　每日2次。

(2)栀子15g　淡豆豉15g　用法:煎水冲服(1)。

（3）鲜竹沥水　　　　　1瓶　　用法：每次10~20ml，兑服（2）。

四诊（2012年10月18日）：其母代诉，上方服后，病人的神识已完全清醒，身体能活动，能坐起来，但仍有烦躁，偶有两手胡乱挥舞和面部不自觉的抽动。心包痰热未尽，尚有时时风动之象。当清热豁痰，息风开窍，安神醒脑治之。安宫牛黄丸与麝香照三诊量，一日2次用下述汤药冲服。

处方：

石菖蒲15g，郁金15g，炙远志10g，琥珀5g，天竺黄10g，栀子15g，淡豆豉15g，麦冬20g，竹叶15g，僵蚕15g，川黄连6g，明天麻15g，法半夏15g，炒稻芽20g。

4剂。1日1剂，水煎2次，分3次服。

五诊（2012年11月1日）：由其母亲搀扶进入诊断室，气管日前已经缝合，能自己吃饭。神识清楚，能进行简单的语言交流，并说"郭爷爷好！"，能认识一些字，但不能写出来，能认识家人，但还是处于时间错乱状态，偶有烦躁，不喜饮水，二便调，察其形体中等，发育正常，神清气和，面白少华，舌质红而少津，脉细数。是热病之后，气阴亏虚，痰热未尽。当益气滋阴，继续清除心包痰火郁热。用栀子甘草豉汤合清宫汤化裁与服。

处方：

麦冬30g，竹叶15g，连翘15g，石菖蒲10g，制远志15g，北沙参30g，栀子10g，淡豆豉10g，生甘草6g，玉竹15g，郁金10g，石斛15g，川黄连6g，法半夏10g。

6剂。1日1剂，煎服法同前。

2012年11月28日电话随访：病人回绵阳后一直服用上方半月，时间概念逐渐恢复正常，已能说较长语句，90%的字都能认得并能书写,能独立行走逛街、逛商场,饮食、睡眠、二便均正常,偶有心烦、自汗外,已如常人,并开始复习功课。2013年7月中旬,其祖父祖母来门诊看病,叙述病者以优良成绩考入北京某重点大学,全家高兴并感谢云。

按:患者夜热早凉,汗出烦躁,神识不清,惊厥抽搐,持续3月,病情之重可见一斑。郭老根据患者其母代诉,统揽全局,以退热为第一目标,开窍醒神为第二目标,益气养阴为善后方法,并谓"热不休,风不息,痉不止,神不清,死不治",法理井然,可师可法。第一步退热:郭老据其反复夜热早凉,汗出,烦躁,神识不清,惊厥抽搐,辨其邪在阴分伏热,少阳阳明合病,心包夹痰,以疏利开通,使邪热外达为第一要务。鳖甲引青蒿、银花合生地、牡丹皮清透阴分伏郁之热外达,沙参、麦冬、石膏辛甘而凉,甘以养阳明之津,辛以透热,再以栀子、淡豆豉清透三焦伏郁之热,终外达之热借柴胡、黄芩疏转少阳以尽出体表。患者服用4剂即见转机,但热未得退,郭老认为热邪稽留过久,阳明津液涸竭,阳明不阖,少阳不得枢转,故再加乌梅、石斛酸甘合化阴气。阳明津润,邪气透达,故热退抽搐减轻;第二步醒神,郭老以安宫牛黄丸配麝香涤痰开窍醒神,后又重用清心涤痰开窍石菖蒲郁金汤加减,患者神识清楚,未见发热抽搐;热退神清后,郭老即以清宫汤和栀子豉汤益气养阴,涤痰邪热,患者神智恢复,病告痊愈。此案非常典型地体现了郭老治病以辨证求病机为第一要务,倡导伤寒学派和温病学派学术思想融合,以人为本的理念。

23. 综合疗法治顽固性眩晕欲倒案

陈某,男,68岁,干部,初诊时间:1998年11月5日。

主诉:眩晕3月余。

病史:3月前患者因眩晕昏倒,于某省立医院诊治,经 CT 等多种检查,确诊为"①锥管狭窄(4、5、6 颈椎),椎—基底动脉供血不足;②双侧颞叶轻度脑萎缩;③右耳突聋,右耳内耳淋巴积液"。头眩晕欲呕不能行走,长期卧床,翻身时亦发作,右耳听觉完全丧失,经过打针服药 2 月多,眩晕有所减轻,但听力毫无改善,仍然不能行走,动则欲倒。西医主张椎管手术治疗,并明确告诉患者:手术治疗有一定的风险,效果也不能保证。患者见同病室中已做手术的病友效果不佳,决定自动出院请中医诊治。

现症:头眩晕欲倒不能行走,由家人扶持进诊断室坐定。自诉头眩晕站立不稳,有上重下轻之感,头不痛,轻度项强,血压不高(住院检查及自查),手足时而麻木,右耳听力完全丧失,两眼视物正常,无吸烟嗜好,口和,大便干燥难解。察其形体偏胖,面色红润,精神尚佳,呼吸平匀,情志偏激,叙述有条理,令其伸颈即感头晕,以致头部不能随意转动,舌质胖有瘀点苔白滑,脉弦滑。

辨治:古云:无风不眩,无痰不晕,病久必瘀,年老多虚。故本案为风、痰、瘀、虚,互为因果,标实本虚之患。标实为风、痰、瘀滞,络道不利,清窍闭阻,则眩晕、耳聋;本虚为肝虚则风动,脾虚则痰生,肾虚则骨质退化。治当先务实以缓解症状,后务虚以从本图治。以祛风、豁痰、通络法,内治与外治结合治之。予半夏天麻白术汤合三虫通络方加减。

处方:

(1)水煎剂:

葛根 30g,丹参 20g,川芎 15g,全蝎^{洗去盐}10g,僵蚕 15g,地龙 15g,天麻 15g,法半夏 15g,制南星^{先熬20分钟}15g,石菖蒲 12g,归尾 15g,桃仁 15g,红花 10g,陈皮 15g,谷芽 20g。1 日 1 剂,水煎服。

（2）按摩疗法（由按摩科进行）间日 1 次。

后记:患者起初每周复诊一次,治疗 1 月左右能扶杖而行 1~2 公里。治疗 3 月左右则弃杖而行,步行前来复诊,并可在公园里行走 1 小时左右,偶有眩晕则立即靠墙或以手靠物稍息则止,右耳能听见较大的声音。此后半月复诊 1 次,治疗半年左右,已未发生眩晕,手足麻木、项强等症状早已消失,右耳听觉不清晰,只能听到较大的声音。虽然眩晕等症状完全消失,行动自如,为巩固疗效,患者仍每周服 1~2 剂药。随访至 2001 年 5 月病情稳定,每年两次外出旅游(其子因胰腺炎后网膜积液来求治,得以随访)。

按:本案当属中医中风范畴,中风有中经络与中脏腑之别。本症当属中经络,中风有本虚与标实二候,本虚言脏器亏虚,多以肝脾肾亏损为主,表实为风、痰、瘀、火等贼邪害虚,使已虚之元气更虚,治则以除标实为主。整个过程郭老均以前述处方为基本方,前期间断性减去全蝎、地龙、僵蚕(后期全去),酌加羌活、赤芍、或水蛭、泽泻、茯苓、石决明之类;后期则酌加黄芪、杜仲、寄生、制首乌、枸杞之类养肝肾之品。总之,始终紧抓祛风、豁痰、通络以及滋养肝肾,并坚持配合按摩治疗而收效。方中葛根解肌生津,升阳降火;丹参活血养血,川芎活血化瘀兼能养血;全蝎、僵蚕、地龙入络搜风;桃仁、红花、归尾活血化瘀;天麻息风止痉,法半夏燥湿,南星涤痰,因内外风动,故去白术之走窜,易以石菖蒲辛温通窍化痰;陈皮和胃化痰;谷芽健脾;诸药合用,共奏祛风、豁痰、通络之功。

24. 涤痰汤治疗经行昏迷案

韩某,女,55 岁,工人,初诊时间:2002 年 4 月 19 日。

主诉:经前昏迷、抽搐 10 年余。

病史:10多年来,每于月经来潮之前,出现睡后尖叫一声,旋即口吐白沫,四肢轻度痉挛,不知人事,历时半小时至1小时则慢慢苏醒,只觉周身疲惫。十年前做子宫肌瘤手术后,月经停止而上述症状如故。近年夜间发作次数增多,症状也越来越重,以致在其发作间歇时间也觉头顶痛剧,触痛明显,左腿麻木,记忆力明显下降。慕名而来求治。

现症:发作时症状如上述,3~5天发作1次,继之头痛如劈,头顶尤甚,头晕耳鸣,记忆减退,左腿麻木。察其形体偏胖,神情安稳,反应灵活,对答准确,舌体淡胖轻微眴动,苔白润,脉沉滑。

辨治:根据发作情况及体质舌脉,其发作之时,当为风痰上扰,神窍阻闭所致。人体气机升降原有自我调节的本能,随着气机升降复原,内窍忽开而苏醒。病久,由气分而血分,由经而入络,引起络道不利,不通则痛,故有头痛、脚麻诸症。总以风痰瘀合而为患。以涤痰、息风、活血治之,用涤痰汤(《济生方》)加减与服。

处方:

制南星^{先熬20分钟}15g,法半夏15g,陈皮15g,茯苓15g,竹茹10g,石菖蒲10g,甘草6g,川芎15g,丹参15g,白芍20g,天麻15g,谷芽20g。

3剂,1日1剂,水煎服。

二诊(2002年4月22日):上方服后症状大减,头痛、脚麻数日未发作,眠食二便正常,舌淡胖苔白润清洁,脉沉细滑。仍本上方加磁石20g,远志6g,并嘱其去医院做脑电波等检查以明确诊断,以便安排长期治疗方案。此次给药4剂。

患者为外地人,随访1月余,除以上方间断服药外,症状消失,自谓病已痊愈,而未去做脑电波等检查,便回北方老家去了。

按:根据发作情况,本案很可能是"癫痫",其手术后月经停止仍然发作,故其发作似与月经无关,标题曰"经行昏迷",实属不妥,但又不便名"癫痫",莫奈何也。因其治法方药于平淡之处,有针锋相对之妙,故录之以启后学。中医认为痫证病根为痰,故郭老在治疗中以涤痰为第一要义,"无风不动",故亦需祛风止痉。"治风先治血,血行风自灭",故佐以活血养血之品,则抽搐自止。方中南星燥湿化痰息风,为散风痰之要药;法半夏燥湿化痰和胃,二药合用,《本草汇言》云:"半夏之性,燥而稍缓,南星之性,燥而颇急;半夏之辛,劣而能守,南星之辛,劣而善行",刚柔并济,行守同施,使燥湿而不伤津;陈皮除湿温中和胃,茯苓健脾燥湿,竹茹清气化痰,石菖蒲芳香化痰,川芎、丹参活血,天麻息风止痉,白芍、谷芽柔肝疏肝,甘草调和诸药,诸药合用共奏涤痰、息风、活血之功。

25. 芍甘汤加味治疗不安腿综合征案

王某,女,35岁,工人,初诊时间:1996年3月17日。

主诉:双腿夜间烦软半年,加重1周。

病史:半年前始出现双下肢夜间烦软不适,时如虫蚁行皮下,持续捶击可缓解。本市某医院诊断为"不安腿综合征",但服药效果不明显,时轻时重,经朋友推荐而来服中药治疗。

现症:双下肢夜间不适加重1周,从大腿到小腿烦软胀酸难受,有时如虫行,有时难以名状,刚上床时较轻,只须双腿不断屈伸滚动即可,继则逐渐加重,需其丈夫不断地上下捶击,通宵达旦进行,其夫也苦不堪言。白天如常人,照常上班工作。饮食可,大便干燥,小便黄。察其体质中等,面唇红润,性情偏激,舌质红苔薄白中微黄少津,脉细略数。

辨治:脾主四肢,肝主筋。肝脾阴虚血弱不能濡养下肢筋肉所致。治当滋养肝脾,柔润筋肉。予芍甘汤加味。

处方:

白芍 40g,炙甘草 10g,木瓜 15g,川牛膝 15g,干地黄 15g,龟板^{酥制} 15g,鸡血藤 20g,谷芽 20g。

4 剂,1 日 1 剂,浓煎。

二诊(1996 年 3 月 24 日):自诉服上方症状逐日减轻,4 剂服完已无所苦,夜寐甚香,其夫也解脱,其喜悦之情溢于言表,求根治之方。乃以麦味地黄丸善后调治。

按:《金匮要论·脏腑经络先后病脉证并治第一》云:"夫肝之病,补用酸,助用焦苦,益用甘味之药调之。"本案患者肝脾阴血不足,虚热内扰,故生此证。肝体阴而用阳,本案患者以体虚阴虚不足为主,肝用如常,故郭老以白芍、木瓜、炙甘草酸甘以生肝阴,川牛膝、龟板甘咸补肾以滋水化肝阴,干地黄甘寒滋脾经之燥,鸡血藤辛甘而温,功能补血活血以疏肝络,谷芽健脾和胃,与仲景"实脾"之义相合。诸药合用,既从本脏以酸甘化阴,又从水脏以补母养子,深恐肝阴不足肝用肆虐,又以滋脾和胃以佐治,补疏合用,整体调节,深合经旨,可师可法,故能疗效若神。

26. 定痫丸加减治疗短暂性意识丧失案

李某,女,7 岁,学生,初诊时间:2011 年 5 月 15 日。

主诉:反复出现短暂意识丧失 1 年余。

病史:1 年前患者因高烧(40℃)持续不退而出现短暂性意识丧失,伴两眼无神,神情呆顿,醒后如常;一日反复发作数十次,无四肢抽搐、口吐白沫等症。1 年前(2010 年 3 月 18 日)于绵阳市中心医院动态脑电图监测报告检查示:异常 AEEG;清醒—睡眠—清醒。给予抗癫痫治疗(拉莫三嗪,丙戊酸钠),初服有效,后效果不佳,并引起乳房发育。乃多方寻求中医治疗,调脾胃、清心火等法治疗均无效。近日病情加重,发作频繁,1日15次左右,遂前来我科就诊。

现症:神情如常,能正常应答,睡眠极度不安,磨牙,舌尖红苔薄黄,脉沉细。诊断:失神发作。

辨治:风痰瘀滞心窍,则心神不宁。肝风时时内动,风动时即出现短暂性意识丧失,虽无抽搐等动风表现,但休作无定时,发展迅速。风停后则诸症若失。遂拟用通络化瘀,祛痰定惊之法。予定痫丸加减。

处方:

灵磁石15g,神曲10g,石菖蒲10g,制远志5g,琥珀5g,胆南星5g,石决明10g,僵蚕10g,白芍15g,炙甘草3g,全蝎3g。

6剂,1日1剂,水煎服日3服。

二诊(2011年6月19日):患者服药后,见病情有所改善,遂自行连续服药33付。失神发作次数有所减少,约每10日发作一次,发作前常大吼大闹,心烦,多言。磨牙明显好转,呓语减少,睡眠仍欠安稳,辗转反侧。纳可。数天前感冒,现咽痛、鼻塞流涕、喷嚏,自服肺力克、抗感解毒胶囊、蒲地蓝。查体见扁桃体红,舌尖红苔薄黄,脉濡。

辨治:患者感冒后肺卫不固,仲景言:"夫病痼疾,加以卒病,当先治其卒病,后乃治其痼疾也。"(《金匮要略·脏腑经络先后病脉证》)故需先益气固表,后乃化痰定痫。改用玉屏风散加减。

处方:

北黄芪30g,炒白术10g,防风10g,虎杖10g,板蓝根15g,炒稻芽15g。

6剂,1日1剂,水煎服,1日3服。

因患者家住甚远,就诊不便,且该病非短期服药可愈,为让患儿能坚持用药,遂将化痰定痫之方改为散剂,嘱其后服。

辨治:风痰瘀滞,痰热蒙蔽心包,拟用祛风定惊,化痰宁心之法。

处方:

天竺黄10g,天然牛黄2g,石菖蒲60g,远志30g,琥珀30g,全蝎20g,僵蚕20g,磁石30g,神曲30g。

共研细末,每次4g,1日3服。

三诊(2011年7月10日):患者母亲诉散剂不如汤剂疗效佳,现又开始发作频繁,症状同前,舌尖红苔薄黄,脉濡。

辨治:风痰瘀滞,痰热蒙蔽心包,治疗当祛风定惊,化痰宁心。续与定痫丸化裁。

处方:

磁石^{先熬30分钟}20g,琥珀^{冲服}5g,神曲10g,石菖蒲10g,僵蚕10g,全蝎4g,远志5g,甘草3g,胆南星5g,制首乌15g,菌灵芝10g,合欢皮10g。

10剂,1日1剂,水煎服,1日3服。

四诊(2011年8月14日):患儿发作的次数明显减少,但出现胸部发育,变硬的症状。

辨治:风痰瘀滞,效不更方,原方化裁。

处方:

灵磁石20g,神曲10g,琥珀^{冲服}8g,全蝎^{洗去盐}6g,石菖蒲12g,炙远志5g,僵蚕10g,胆南星6g,制首乌15g,炙甘草3g,炒酸枣仁10g。

10剂,1日1剂,水煎服,1日3服。

五诊(2011年9月4日):面色红,偶有磨牙,脉沉涩,舌红苔薄黄。

辨治:痰瘀阻滞络道,神窍不利,治当祛痰活血镇静开窍。效不更方。

处方:

灵磁石^{先熬30分钟}30g,神曲 12g,琥珀^{冲服}8g,僵蚕 12g,胆南星 6g,石菖蒲 12g,川芎 15g,白芍 15g,炙甘草 3g,延胡索 10g,炙远志 5g,红花 5g,枣仁 10g。

10 剂,1 日 1 剂,水煎服,1 日 3 服。

六诊(2011 年 9 月 25 日)服上方后初起明显好转,不发作,近日因感冒复发;夜间偶有磨牙。舌尖红苔薄黄。脉沉细弱。

辨治:风痰阻滞,神窍不利,治当祛风定惊,化痰开窍。

处方:

灵磁石^{先熬30分钟}30g,琥珀^{冲服}10g,神曲 15g,石菖蒲 12g,僵蚕 12g,远志 15g,桃仁 10g,红花 5g,川芎 10g,赤芍 10g,胆南星 6g,炙甘草 3g。

10 剂,1 日 1 剂,水煎服,1 日 3 服。

七诊(2011 年 10 月 30 日):患者失神已不发作,咳嗽,夜间汗出,说梦话,舌红苔黄腻。

辨治:病因仍在,痰热未尽,故仍需化痰。急则治其标,缓则治其本,患者咳嗽为标,故先涤痰止咳,再化痰定惊安神。予苇茎汤合小陷胸汤加减。

处方:

(1)苇茎 30g,冬瓜仁 15g,薏苡仁 20g,桃仁 10g,黄芩 15g,瓜蒌壳 15g,法半夏 10g,桔梗 10g,鱼腥草 30g,蛇舌草 30g,生甘草 5g,浙贝 10g。

3剂,1日1剂,水煎服,1日3服。

（2）灵磁石30g,神曲12g,紫石英15g,龙骨15g,牡蛎15g,酸枣仁10g,石菖蒲12g,僵蚕12g,炙远志5g,胆南星6g,川芎10g,竹茹5g。

10剂,1日1剂,水煎服,1日3服。

嘱患者咳嗽减轻后续服（2）方。后期随访,患者病情基本稳定,已返校就读。

按：定痫丸出自清·程国彭《医学心悟·卷四》,原方主治"痫者,忽然发作,眩仆倒地,不省高下,甚则瘈疭抽搐,目斜口喝,痰涎直流,叫喊作畜声……虽有五脏之殊,而为痰涎则一,定痫丸主之",方由明天麻、川贝母、法半夏、茯苓、茯神、胆南星、石菖蒲、全蝎、僵蚕、真琥珀、陈皮、远志、丹参、麦冬、辰砂、姜汁组成。其中"竹沥、贝母、胆南星苦凉性降,清热化痰,其中竹沥尚能镇惊利窍,贝母功擅开郁散结,胆南星兼具息风解痉;法半夏、陈皮、茯苓相合,温燥化痰,理气和中,是取二陈汤之义;全蝎、僵蚕、天麻功专平肝息风而止痉。以上为本方涤痰息风的主要组成部分。又伍石菖蒲、远志、茯神祛痰开窍,宁心安神;丹参、麦冬偏凉清心,麦冬甘润又能养阴润燥,合贝母可防法夏、陈皮、全蝎、僵蚕辛烈伤阴;琥珀、朱砂镇心安神;甘草调和诸药。加入姜汁者,意在温开以助化痰利窍,并防竹沥、胆星、贝母寒凉有碍湿痰之消散。"（邓中甲《方剂学》）郭老以该方为基础加减化裁,历时五月之久,终愈此重症,个中加减变化之处,多有妙意,学者可参。

27. 神仙解语丹加减治疗中枢性失语案

刘某,女,48岁,居民,初诊时间:2012年3月25日。

主诉:失语1月余。

病史:2月前因"咳嗽咯痰半月,恶心呕吐5天"于某市级医院住院治疗,入院时生命体征平稳,神志清楚,听诊:双肺呼吸音低,双下肺可闻及湿啰音,无胸膜摩擦音,生化检查:丙氨酸转氨酶 33U/L,谷氨酸转氨酶 80U/L,钾 3.39mmol/L,钠 110.7mmol/L,氯 71.2mmol/L,CO_2 结合力 18mmol/L。血常规:白细胞 11.73×10^9/L,中性粒细胞百分比 81.2%。头颅 MRI 示:垂体缩小,两侧额叶点状出血灶。经颅多普勒示:脑底动脉顺应性降低。查甲功提示甲减。诊断为:①肺部感染;②慢性胃炎;③中度脱水,电解质紊乱;④席汉综合征? 甲减;⑤脑供血不足。予补液、抗感染、纠正水盐电解紊乱等对症治疗。入院后第 3 天后开始出现意识模糊,胡言乱语,第 7 天上厕所时突然昏倒在厕所里,该症状逐渐加重,以致神志完全丧失、言语不利,应患者家属要求立即转入四川省华西医院神经内科检查治疗。检查示:脑垂体缩小,谷丙转氨酶升高,诊断为:①肝脏功能损害,原因待查;②代谢性脑病,垂体前叶功能减退症:席汉综合征,继发性性腺功能减退症,继发性甲状腺功能减退症,继发性肾上腺皮质功能减退症;③电解质紊乱:低钠钾血症,低氮血症。患者 23 岁时因生产大出血,现已停经 25 年。

现症:已出院 1 周,神志清楚,但语言表达困难,不能言语,气短乏力。生活不能自理,手足乏力,不能握笔写字,不能自行上厕所,需要多人搀扶。纳差,食鸡蛋则腹痛,舌体难以伸出唇外,卷缩不利,舌红苔薄黄,脉沉。

辨证:痰瘀受阻,廉泉不利。治以豁痰化瘀,通络开窍,予神仙解语丹加减。

处方:

麝香^{冲服}1g,羌活 15g,天麻 15g,制远志 10g,石菖蒲 15g,白附子^{先煎30分钟}10g,僵蚕 10g,全蝎^{洗去盐}5g,胆南星 10g,广木香 10g,炙甘

草 5g。

4 剂,每日 1 剂,水煎 500ml,日 3 服。

二诊(2012 年 4 月 8 日):患者无畏寒,能说出 1~2 个字,患者自觉中气较前明显充足,舌红苔黄满布,脉沉。

辨治:同前。

处方:

羌活 15g,天麻 15g,制远志 10g,石菖蒲 15g,白附子^{先煎 30 分钟}10g,僵蚕 10g,全蝎^{洗去盐}5g,胆南星 10g,广木香 10g,炙甘草 5g,川芎 15g,北黄芪 50g。

4 剂,每日 1 剂,水煎 500ml,日 3 次服。

三诊(2012 年 4 月 15 日):现在说话一次能说 4~5 个字,自觉底气充足,但感觉说话的声音比生病之前粗,而且语速慢,感觉舌头不利,说话时唇舌颤动,心里清楚但表达出来总觉慢半拍,容易着急。纳可,眠佳。时有头晕,舌红苔薄白,脉细弱。

辨证:守法守方,前方基础上加活血之品。

处方:

羌活 15g,天麻 15g,制远志 10g,石菖蒲 15g,白附子^{先煎 30 分钟}10g,僵蚕 10g,全蝎^{洗去盐}10g,胆南星 10g,广木香 10g,黄芪 50g,炙甘草 5g,川芎 15g,炒稻芽 20g,丹参 15g。

4 剂,每日 1 剂,水煎,日 3 次服。

四诊(2012 年 4 月 29 日):病情稳定,服上方后唇舌已不颤动,纳可,二便调,无头昏等症状。舌红苔薄白,脉细弱。

辨证:此为气血亏虚,风痰阻滞。改为生脉饮合八珍汤加减。

处方:

黄芪 50g,太子参 30g,麦冬 30g,丹参 20g,茯苓 15g,炒白术 15g,

炙甘草 5g,石菖蒲 10g,炙远志 10g,熟地 20g,当归 15g,白芍 15g,川芎 15g,炒稻芽 20g。

4 剂,每日 1 剂,水煎,日 3 次服。

五诊(2012 年 5 月 9 日):感觉效果很明显,现在说话一次可以说完很长一句,语速也较之前有所加快。但自觉疲倦乏力,舌红苔薄白,脉细弱。

辨证:气阴亏虚,风痰阻滞,廉泉不利。予生脉饮加味。

处方:

北黄芪 50g,太子参 30g,麦冬 30g,五味子 10g,黄精 20g,玉竹 15g,炒白术 15g,熟地 20g,杭巴戟 20g,当归 15g,炙甘草 5g,炒稻芽 20g。

4 剂,每日 1 剂,水煎,日 3 次服。

3 月后,患者介绍另一患者前来就诊时诉已无明显不适,说话也无明显障碍,欣喜感激之情溢于言表。

按:失语一症古籍常称"瘖痱""难言""不语"等。《金匮要略》云:"邪入于腑,即不识人;邪入于脏,舌即难言,口吐涎。"实证若为风痰上扰,气虚血瘀,多选用神仙解语丹,若为肝阳上亢,痰邪阻窍,则多用天麻钩藤饮或镇肝熄风汤加减效佳,虚证多为肾虚精气不能上承所致,故常用地黄饮子加减。本案患者起病急,且就诊时神志清晰,却语言难出,系舌为风痰所阻,转动失常,故言语不利。患者患有"席汉综合征",系产时损伤,失血过多所致。血虚失养,气随血脱,肾气亏损,天癸竭,此为病根;本次发病,初时感受外邪,从口鼻而入,后又殃及脾胃酿生痰浊,单纯止吐导致痰浊更无出路,逆而上壅,加之患者本极虚,邪无所阻,痰浊上扰阻于廉泉,廉泉者"在颌下,结喉上,舌本下"(《针灸甲乙经》),痰瘀阻于廉泉,则舌本不利,故发为言语不利。患者病久,外邪入里,已无表证,故在治疗上,先豁痰化瘀,通络开窍,予神仙解语丹开闭塞之窍;辛散之品久用则耗气动气,患者本极虚,不耐久伐,故痰阻去势已成则当培补元气,宜补中寓泻,以防痰湿再生也。

方中麝香醒脑开窍;羌活祛风行气,天麻疏风化痰,远志安神定志,石菖蒲、白附子燥湿化痰开窍;僵蚕、全蝎、胆南星息风化痰,入络搜邪;木香行气开窍,炙甘草调和诸药。语言转佳提示痰阻稍解,患者本虚,麝香辛烈走散之品,久用恐耗血伤气,故去之,然治痰不行气,则痰无力外出,故加行气养血之川芎养血;并以黄芪益已虚之气。待标去之后,则以八珍辈固本培元,加石菖蒲、远志以行气化痰,补中寓通也。俟痰邪尽去,正气稍复,无滋邪之弊则以生脉合填精补肾益气之品纯补受损之正气。

28. 从太阳经受邪论治久病眩晕案

柯某,男,29岁,个体经商户,初诊时间:1999年5月25日。

主诉:眩晕、随姿势改变加重2年余。

病史:患者2年前打工在外,久卧冷湿之地,突然发生眩晕,头向两侧转动、尤其引颈前伸时眩晕更甚,睡觉翻身也有眩晕之感,乘电梯上下晕如浮动,不敢骑自行车外出,眩晕时有恶心欲呕之状,无外物旋转感觉,无项背强痛。出示某医院CT检查报告:颅内、颈部未见任何异常;脑彩超(TCD)报告:椎—基底动脉供血不足;X线照片检查排除颈椎病。1年多来,遍服中西药毫无效果而来就诊。

现症:患者症状如上述。察其体质壮实,面色红润,精神佳良,眠食二便均正常,舌正脉平,血压正常。每日照常搞经营活动。查其一大叠中药处方,活血化瘀、息风镇静、豁痰通络、平肝潜阳之品,几乎皆用之,且方中多有天麻。

辨治:足太阳之经脉,络脑而还出,下项,夹脊背。因患者久卧冷湿之地,风寒上受,入侵太阳之经,使经脉凝滞,流通不利,而影响项背之俯仰,其伸颈而晕,与项背强几几同理。当从太阳治,以疏通经输为法,用仲景桂枝加葛根汤、黄芪桂枝五物汤合方化裁。

处方:

桂枝^{后下}、白芍、葛根、丹参各 20g,黄芪 40g,当归 15g,炙甘草 10g,生姜 3 片,大枣 10 枚。

6 剂,水煎,1 日 1 剂,3 次温服。嘱其配合项背部按摩,隔日 1 次。

二诊(1999 年 6 月 2 日):眩晕解除,伸颈及左右转动头部均不觉眩晕。自谓"2 年痛苦,服几味平常药物而愈,妙!"不胜高兴云,特求防止复发之方。考虑患者气血充实,阴平阳秘,嘱原方再服 3 剂即可。

按:眩晕是以自觉自身或外物旋转或摇晃不稳为特征的一种病症,常伴恶心、呕吐、面色苍白、出汗、复视、眼球颤动甚至跌倒等症状。常见两种:周围性(耳源性)——以内耳眩晕症、迷路炎、晕动病(晕车、晕船)、链霉素等药物中毒为多见;中枢性(神经源性)——以肿瘤(如脑干、小脑肿瘤等)、炎症(如前庭神经炎、病毒性流行性眩晕等)、血管性疾病(如小脑后下动脉血栓形成、基底动脉供血不足等)。此外,贫血、高血压、低血压、心血管病、脑震荡后遗症、神经官能症、尿毒症、低血糖等,也可发生眩晕。中医认为该病基本病机为:风、痰、瘀、虚所致,其中真性眩晕以实证居多,一般眩晕多系本虚标实之证。骤发眩晕多为实证,实证是指以风、痰、瘀为犯;渐发久晕,则虚证居多,虚证则指阴阳气血不足引起,而本虚标实之证往往以上盛下虚为突出表现。

本案患者年轻体壮,血气方刚,又经 CT、TCD、X 线照片等检查,排除了硬化、受压、畸形等原因,是否与受寒冷刺激使椎—基底动脉舒缩功能紊乱有关?难以断定。但中医认为,本病是由风寒邪气从太阳入侵,留滞经腧,使经脉凝滞,经气不利引起,循此而用仲景法治之,如桴鼓相应,其过去之治疗因未认识到这一层病机而罔效,足见辨治之要,全在于辨其病机也。

(三) 呼吸系统疾病

29. 安血饮加味治疗肺结核案

朱某,男,61 岁,干部,初诊时间:1995 年 5 月 20 日。

主诉:咳嗽半月,加重伴咯血 1 天。

病史:患者近半月来常自觉喉痒咳嗽,呈"半声咳",无痰,右胸上部隐痛,感到乏力、倦怠,未予介意。忽于昨晨咳嗽增剧,咯血中夹少量痰液,有时纯血无痰,血色鲜红,至今已咳吐小半痰盂,等候郭老今日门诊才来诊治。

现症:咳嗽、咯血、胸痛、乏力如上述,并述口干口苦,心烦,手足心热,盗汗,不思饮食,察其形体瘦长,面色潮红,精神紧张、倦怠,舌红无苔,脉细数。

辨治:此为阴虚肺热,脉络损伤所致中量咯血,疑为"肺痨"引起。宗唐容川治血证,一止二宁三清四补之法。"存得一分血,便保得一分命"。先以清火、凉血、止血为急务,用安血饮加味与服。待血止之后,嘱其去医院做 X 线检查,以明确诊断。

处方:

白及 20g,酒炒大黄 5g,生牡蛎 20g,生龙骨 20g,藕节 20g,白茅根 40g,三七粉^{分2次冲服}6g,血余炭^{布包煎}15g,黄芩 15g,仙鹤草 30g。

2 剂,每日 1 剂,水浓煎,日 3 服。

另服云南白药 0.5g,1 日 3 次。

嘱其心情平静,静卧少动,鼓励将血痰咯出。

二诊(1995 年 5 月 25 日):患者自诉,上方服 2 剂,咳血由少而止,出示医院胸部 X 线检查报告为"Ⅲ型 TB"(浸润型肺结核)。目前仍有咽干口苦,轻度咳嗽,手足心热,乏力,胸痛,轻微盗汗等症,察其苔薄黄干,脉细数无力。咯血虽止,肺热未尽,肺阴已伤,故苔薄黄而脉不静,有再咯血之虞。

辨治:当清肺滋阴,安络宁血。用人参清肺汤加减。

处方:

北沙参 20g,阿胶^{烊化兑服}10g,地骨皮 20g,桑白皮 15g,知母 12g,杏仁 10g,乌梅 10g,生地 15g,黄芩 15g,白及 15g。

4 剂,每日 1 剂,浓煎,日 3 服。

嘱其医院给予的利福定等抗痨西医照常服用。

后记:此病人以后未再咯血,按疗程服用抗痨西药症状很快缓解,同时常来复诊配用中医扶正固本,调理脾胃的方药如保真汤(《十药神书》)、六君子汤等,未出现任何抗痨药易引起的不良反应,很快康复。

按:本案当属中医咯血一证,患者心烦、盗汗、面色潮红、舌红无苔,脉细数为阴虚之证;咳嗽、咯血、胸痛可定位在肺,高度怀疑其为肺痨,即西医之肺结核。其咯血原因为阴虚肺热,灼伤肺络,血溢脉外而致咯血。唐容川认为血证无非因"气虚"不能摄血,或"火盛"迫血妄行,而致血溢脉外,二者一虚一实,可概括大多数血证,但二者并不孤立。"壮火食气",内火不出,久必伤气;气属阳,津属阴,气虚日久,阳损及阴,使阴液不足,无以制约邪阳,火必更甚,故二者又相互影响。唐氏在《血证论》中提出止血、消瘀、宁血、补血的治血四法无不有关"气虚"及"火盛"。出血之时当先止血,有形之血难以速生,故以补气摄血为法;待血止之后便可消除离经瘀血,继则可以甘寒之品宁血,最后以养血之品补已失之血。

案中患者为阴虚血热,故郭老先以清火凉血之法止血。方中白及为收敛止血之要药,善入肺经止血涩血,《本草汇言》言其"凡肺叶破损,因热壅血瘀而成疾者,以此研末日服,能坚敛肺脏,封填破损,痈肿可消,溃破可托,死肌可去,脓血可洁,有托旧生新之妙用也"。辅以三七化瘀止血,藕节、白茅根、仙鹤草凉血止血,取血余炭血肉有情之品止血而不涩血;黄芩清解上焦热邪;大黄以酒炒,防其苦寒之性过猛且增其辛散泄热化瘀之功;牡蛎、龙骨重镇潜降,敛肺气以防血随气逆,以助止血。诸药合用,共奏凉血、清火、止血之功。待血止热平,当以宁血养血为要,故治以清肺滋阴,安络宁血,予人参清肺饮。方中北沙参专补肺阴,清肺火;阿胶甘平,宁血养血;知母、桑白皮滋阴,并清肺胃之热以宁血;地骨皮清肺胃之虚热,黄芩清肺之实热;杏仁苦降肺气,有复肺肃降之功;乌梅生津敛阴,生地凉血宁血,白及止血敛血。诸药合用,共奏清肺滋阴,安络宁血之功。

30. 从悬饮论治包裹性胸腔积液案

蒋某,男,63岁,干部,初诊时间:1994年7月20日。

主诉:发现右下胸腔包裹性积液2月余。

病史:患者两月前在成都市结核病院做肺结核球手术后,又发现右下胸腔包裹性积液,一直服用利福平及其他西药未取得满意疗效,近日在该院 X 线照片检查,病情如故而来寻求中药治疗。

现症:自诉右侧胸胁疼痛胀满,咳嗽、喷嚏时增剧,短气,身无寒热,轻微咳嗽有少许稀薄白痰,饮食佳,二便如常。察其体质偏瘦,面色苍白,呼吸短促,舌质淡苔白厚滑,脉沉滑。

辨治:本案乃水饮实邪结滞于胸胁,气机升降不利之证,但因其体质偏瘦,面色苍白,呼吸短促,舌质淡可知患者体弱气亏,水饮实邪乃气虚不能散津凝聚而成,为本虚标实之证。水停胁下,古称之为"悬饮"。患者身无寒热,当为仲景所谓"表解者,乃可攻之"之证。当先实后虚,行气逐饮,以复升降。用香附旋覆花汤、小陷胸汤、葶苈大枣泻肺汤合方化裁治之。

处方:

香附 15g,旋覆花^{布包煎}15g,苏子 15g,陈皮 15g,茯苓 15g,法半夏 15g,瓜蒌壳 15g,葶苈子 15g,薏苡仁 20g,黄连 10g,大枣 10g,降香 10g。

5 剂,每日 1 剂,水浓煎,日 3 服。

二诊(1994 年 9 月 9 日):患者持方回单位指定配方部配方,共服 30 余剂,症状逐渐缓解,于 9 月 6 日去市结核病医院 X 线照片复查,报告胸腔积液消失,增生性粘连存在。在服中药期间,患者鉴于西药的副作用大而自行停用利福平等西药。目前虽有粘连存在,但无自觉痛苦,乃转入善后调治,用柴芍六君子汤收功。

按:本案当属中医悬饮一证。《金匮要略》云:"饮后水流在胁下,咳唾引痛,谓之悬饮。"胸中为宗气之府,饮停胸中则宗气不畅,上不能出喉而司呼吸,下不能贯心脉而助血行,故发为咳嗽、短气;肝脉循于胸胁,嚏时胸胁筋膜牵扯则痛甚。故《金匮要略》云:"水在肝,胁下支满,嚏而痛。"饮为阴邪,非温不化,但郁久则易化热,正所谓"治痰饮者,当以温药和之"。郭老在治疗上以香附旋覆花汤理气通络,蠲水逐痰;小陷胸汤清热化痰,宽胸散结;葶苈大枣泻肺汤泻肺降气。后期以柴芍六君防治生痰之源,促进疾病的恢复。

方中香附疏肝理气,旋覆花、苏子降肺气,薏苡仁、陈皮、茯苓、法半夏燥湿和胃化痰,瓜蒌壳豁痰开胸,葶苈子泻肺利水,黄连苦寒燥湿同时也可防止全方过温,降香行气导其下行。诸药合用,共奏行气逐水之功。

本案之奇,在于胸腔积液于中医病证中本无具体体现,唯审查精详,辨证用药才能收获良好效果。在治疗胸膜腔积液上,中医药不仅积累了丰富的经验,并且在疗效上获得广泛的肯定。郭老在此病治疗上颇有建树,选方用药,重者常常用控涎丹或十枣汤,轻者多采用本案所开方药,再根据寒热略事加减即可(重者亦可先与本案方试治,若不效再施控涎丹、十枣汤猛剂)。郭老认为,胸腔积液虽为中医"里证",但仍可存在表里同病的情况,此时的治疗要点是"表解者,乃可攻之"。若有寒热等表证存在,当先解表,用小柴胡汤合小陷胸汤治之。但患者若为包裹性胸腔积液,单用中药尚属难治,必要时需要中西相结合。

31. 寒温合法愈外感高热案

夏某,女,59岁,居民,初诊时间:2005年7月31日。

主诉:恶寒发热2天。

病史:2日前午后患者突发恶寒发热,自测体温:39.2℃,医院就诊时血常规示:血象基本正常。予以输注先锋类抗生素、柴胡注射液等,一度汗出热退;次日午后体温又上升,全身酸软乏力。

现症:体温39℃,恶风寒,发热,汗出,头疼身痛,口苦欲呕,咽干微痛,口渴喜冷饮,心烦,四肢烦软,两小腿疼痛,饮食尚可,小便正常,大便 2 日未解。察其面色红光,唇红而干,咽喉部红,舌质红苔白干,脉浮洪滑数。

辨治:患者恶寒发热、头身痛是风寒在太阳之表;其高热、汗出、脉洪数等症,表明寒邪化热已入阳明之里;其口苦、心烦、欲呕诸症,提示病涉少阳之域;其咽干而痛、口渴等,表明温邪上受初感。故本案乃三阳合病,寒温合邪为患。治当寒温合法,三阳并治。用柴胡、白虎、柴葛羌防合方加味。

处方:

柴胡 20g,黄芩 20g,法半夏 15g,生石膏 50g,知母 15g,防风 15g,羌活 15g,葛根 20g,金银花 20g,连翘 20g,牛蒡子 10g,板蓝根 30g,谷芽子 30g,甘草 10g。

2 剂,1 日 1 剂,每剂煎两次,首次淡煎,2 次浓煎,两次药液混合,分 4 次(日 3 夜 1)服完。嘱进清淡饮食。

二诊(2005 年 8 月 5 日):上方服完 1 剂,当天夜半汗出热退身凉,昨晨解大便一次,量甚多,诸症缓解;已服完 2 剂,体温一直正常,一身轻松,唯两小腿仍然疼痛,口干咽干,口淡乏味。察其神色正常,舌苔白干少津,扪其小腿,触痛明显,脉细缓。以上诸症,系热病解后,津液损伤,脾胃未复,而其小腿之触痛,当是寒温之毒留滞筋肉,未能尽解,以及阴液损伤失于濡润之故。治以养阴生津,清热解毒之法。

处方:

金银花 30g,连翘 15g,板蓝根 30g,牛蒡子 15g,麦冬 30g,玄参 15g,生地 15g,沙参 15g,白芍 30g,炙甘草 10g,谷芽 30g。

4 剂,1 日 1 剂,每剂浓煎 2 次,两次药液混合,分 3 次服。

三诊(2005 年 8 月 9 日):服完 4 剂方药后,诸症皆消。

按:郭老讲他这些年来所治的外感热病,多是寒温合邪,表里同病,很少单纯的风寒外感或温邪上受,而是三阳合病,治疗这类病证单用伤寒法或温病法,都显得势单力薄,无济于事。临床需要促使寒温结合,发挥二者之所长,以克服二者之局限,从而达到提高疗效的目的。

本案一诊方,以柴葛羌防解太阳之表而散风寒,银(花)(连)翘大(青叶)板(蓝根)清解卫分而散风热,其中有小柴胡之主药以和解少阳,白虎汤之主药以清泄阳明,药味不多而面面周到,药皆重剂而又针对性。郭老说如此制方治疗外感高热病例当以数百,大多 1 剂即热退身凉,诸症缓解,历试不爽。若汗不出或汗少而热势高者,有时加薄荷、青蒿之类。服上方后,一般随着热势顿挫,体温下降,脉静身凉,诸症缓解,而与注射柴胡注射液退热的情况大不一样,后者大汗出,虽体温降,而其他症状缓解不明显。辨证论治之优点就体现在这些方面。二诊用增液生津之剂兼清热解毒以善其后,而收全功。

32. 祛风豁痰愈咳嗽后晕厥案

某男,68 岁,退休干部,住成都天回镇某仓库,初诊时间:1988 年 7 月 30 日。

主诉:反复咳嗽后晕厥 10 余年,加重 1 月。

病史:患者陈述,10 余年来,每于咳嗽气逆之际,随即昏倒不省人事,一月发作数次,或数月发作一次。近 1 个月来咳嗽气逆而昏迷,一日发作数次之多,其咳呈痉挛性连续频咳,以致颜面通红,气逆不转,随之昏迷,历时数分钟至 10 分钟不等,气息平缓方才慢慢苏醒,吐少量的稠痰。近日来发作频繁,服中西药无效,家人十分惶恐,特地扶持前来就诊。

现症：查患者形体丰盛，唇甲微紫，苔白滑，脉弦滑，血压不高，其余无特殊。

辨治：此证乃是风痰阻闭，引起一时性气机升调所致。由于风善行而数变，夹痰为患，上壅气道则痉咳气逆而昏迷，直当痰降风平，气息缓和之时又苏醒。以祛风解痉，降气豁痰法治之。

处方：

全蝎^{水洗去盐，同煎}8g，地龙15g，僵蚕15g，法半夏15g，竺黄^冲10g，茯苓15g，甘草5g，厚朴15g，杏仁15g，前胡20g。

4剂，水煎，每日1剂，分3次服。

上方服后症状大减，仅在服第一剂后轻微发作一次。效不更方，再进3剂。

三诊（1988年8月7日）：一直未发作，咳嗽昏迷完全停止，乃以柴芍六君子汤调理善后收功，服4剂，随访至今未发作。

按：《素问·经脉别论》有言："饮入于胃，游溢精气，上输于脾，脾气散精，上归于肺，通调水道，下输膀胱。水精四布，五经并行。"如果因某种原因使脏腑功能衰退，脾胃运化不及，水谷津液则聚而生痰成饮，首先上犯于肺，故有"脾为生痰之源，肺为贮痰之器"之说，画龙点睛地指出了脾与肺在痰生成中的作用。观郭老辨治此验案，由于脾虚痰盛，泛溢肌肤，故见形体丰盛；痰湿阻络，血行不畅，瘀血内结，故见唇甲微紫；痰瘀互结，壅塞气道，风痰阻闭，肝郁风动，而风善行数变，夹痰上壅气道，故轻则痉咳不止，重则痉咳昏迷。

由此可见，病机的关键是痰瘀互作，风痰闭阻，气道不利。故治宜活血逐瘀，祛风解痉，降气豁痰，止咳平喘，因此方中用全蝎、地龙、僵蚕合用归经肝肺，通经活络，祛风解痉为君药；二陈汤（厚朴易陈皮）、竺黄合用归经脾胃，燥湿化痰，行气和中，以绝生痰之源为臣药；

前胡、杏仁合用归经入肺、大肠,降气祛痰,止咳平喘,以利贮痰之器为佐药;炙甘草味甘性温归经脾胃,健脾益胃,调和诸药为使药。诸药合用,共奏通经活络,燥湿化痰,和中降逆,止咳平喘之功。

综观郭老调治此脉证,其组方用药有三大特点:①注重肺胃同调,以降为顺。因此在方中用了法夏、厚朴与前胡、杏仁以使肺胃同降。②善用虫药搜剔经络,祛风解痉。郭老在方中用全蝎、地龙、僵蚕三虫以搜风通络,息风止痉。郭老认为三虫药有协同之功,有些病例只用僵蚕、地龙加大剂量,或只用全蝎虽也有效,但不速捷。故其治喘咳重者,强调三虫合用,而一般喘咳则不必使用三虫。③润肠通便,上病下取。从本验案脉证可以看出,此乃风痰闭阻,肺气上逆之重症。而肺与大肠相表里,大肠腑气的通利,有利于肺气的肃降。因此,郭老在此方中用杏仁,除取其降气祛痰、止咳平喘之功外,更取其润燥滑肠之用,以通肠腑之气而降肺气,润肠通便,上病下取。如此配伍,足见郭老用药之妙,故缠绵沉疴重疾,三诊即收殊功。

33. 三虫三拗汤合方顿挫过敏性哮喘案

徐某,男,38 岁,成都某厂干部,初诊时间:1988 年 8 月 4 日。

主诉:哮喘多年,加重 5 天。

病史:患者陈诉,发作性哮喘已数年,每于夏天炎热时发作,至秋冬则缓解如常人,西医诊断"过敏性哮喘"。数年来每次发作均需住院治疗,打针服药,才得缓解。此次发作已五日,感到胸部紧闷,出气不得,晚间尤其,喘如拉锯,不能平卧,但咳嗽不多,甚少痰液,饮食二便无特殊,服西药氨茶碱、螺旋霉素等无效而来就诊。

现症:察其面苍唇紫,胸高气短,精神萎靡,舌淡苔白滑,脉滑数。

辨治:此证乃寒痰结滞,宣降失调,呼吸不利所致。法当祛风解痉、温化寒痰、宣肺降气治之。

处方：

麻黄10g,杏仁10g,甘草10g,干姜10g,法半夏15g,厚朴15g,白果^炒15g,全蝎^{水洗去盐,与药同煎}8g,地龙16g,僵蚕15g。

2剂,1日1剂,水煎分4次,白天服2次,晚间服2次。

上方服2剂即喘势大减,患者就近以原方自配2剂服毕喘平,察其舌正脉平,乃以六君子汤3剂善后调理。

按：本案以面色、舌苔判断为寒痰阻滞,肺失宣降,用三拗汤宣肺,姜夏温化寒痰,加白果、厚朴平喘降气,若是一般轻证喘咳已能见效,但如类似本案喘势剧猛者,临床证明如此方药殊难顿挫,而加入全蝎、地龙、僵蚕确能立竿见影,顿挫喘势。郭老认为在临床上,如遇痰多稀白,心悸气短,喘咳胸紧,背微恶寒者,常以小青龙汤原方加入上述三虫药,每收满意效果。临床中,郭老治疗频咳、痉咳常用虫类通络之品,如全蝎、僵蚕、地龙三味,加入辨证方药,搜剔络脉,常收速效。但其提示在使用这三味药时要注意两点：一是三药有协同之功,宜同用;二是全蝎性燥,个别病人服后常有咽干口燥之感,此时可停用或配以石膏、麦冬之类以佐制亦妙。

34. 止咳方合肺部感染方治疗咳嗽胸闷案

姜某,女,67岁,居民,初诊日期：2011年6月22日。

主诉：发现肺纤维化多年,咳嗽、气紧7天。

病史：患者多年前肺部感染后出现肺纤维化,平素易感冒,曾多方中西医求治,效果欠佳,经人介绍前来求诊。子宫脱垂手术2年,高血压、冠心病多年,平素服用杜仲平压片、倍他乐克降压,血压控制尚可。

现症:咳嗽有痰难咯,胸闷,气紧,自觉咽痒。夜间咳嗽较甚。时有心累。口干,舌红苔黄干,脉滑。

辨治:患者有痰难咯,舌脉体现有痰热,咽痒体现有风邪存在,因此辨证为风痰化热证,治以祛风解痉,化痰通络,方拟郭老"止咳方"加减。

处方:

防风 15g,僵蚕 15g,蝉蜕 10g,射干 15g,黄芩 20g,法半夏 15g,瓜蒌壳 15g,薤白 15g,桔梗 15g,甘草 5g,鱼腥草 30g,白花蛇舌草 30g,矮茶风 20g。

8 剂,1 日 1 剂,水煎服,日 3 服。

二诊(2011 年 7 月 6 日):自诉服上方 8 付后,胸闷、气紧好转,微咳。但近日又感冒,咽痒,怕热,口干,口渴,流脓涕、喷嚏。舌红苔黄干厚,脉浮滑。BP:130/80mmHg。

辨治:此为痰热结滞之"结胸"或"肺痈",治当清热化痰,方拟小陷胸汤合苇茎汤加减。

处方:

苇茎 30g,薏苡仁 30g,桃仁 15g,冬瓜仁 15g,瓜蒌壳 20g,法半夏 15g,黄芩 20g,鱼腥草 30g,桔梗 15g,白花蛇舌草 30g,浙贝 15g,薤白 20g,矮茶风 20g,防风 15g。

5 剂,水煎,日 1 剂,日 3 服。

三诊(2011 年 7 月 13 日):自诉服上方后,胸闷、气紧好转,口干较之前明显好转,微咳白色泡沫痰。但觉用力后有下坠感,不敢用力咳。服药后略发汗,夜间事有气紧。现在服杜仲平压片、倍他乐克。心累好转。今测血压:160/80mmHg。舌红苔黄干,脉滑。

辨治:同前,浙贝易为川贝、加射干。

处方：

苇茎 30g，冬瓜仁 15g，薏苡仁 30g，桃仁 15g，薤白 20g，瓜蒌壳 20g，法半夏 15g，桔梗 15g，川贝 6g，鱼腥草 30g，蛇舌草 30g，射干 15g，矮茶风 15g，僵蚕 10g，甘草 6g。

5 剂，1 日 1 剂，水煎服，日 3 服。

按：本案一诊处方为郭老经验方：顿挫止咳方。该方适于咳喘并作、喘息型慢性支气管炎发作期、风痰之痉咳等。古人认定哮喘多是膈有胶固宿痰、外有非时之感而动壅滞之气所致。此类疾病多已病久入络，非虫类搜剔难除络道久留之无形宿痰瘀滞，故以全蝎、僵蚕、地龙三虫药协力祛之。方中枳壳、法半夏、甘草除肺中有形之浊痰而缓咳，配以麻黄、防风、蝉蜕辛散外感非时之风寒，杏仁、白果、薤白降其壅滞之逆气，表里同治，标本兼施，共收顿挫之效。若浊痰郁久化热，形成痰热壅滞者，酌加黄芩、石膏、鱼腥草之类；若素有高血压、冠心病心绞痛者，去麻黄以瓜蒌代之；寒痰之喘咳，则用小青龙汤合上方加减。

蜀人嗜辛辣，外感久咳病证多从热化，常表现为痰热结滞之"结胸"或属"肺痈"范围，故二诊后用千金苇茎汤合小陷胸汤化裁。《伤寒论》中有："小结胸病，正在心下，按之则痛，脉浮滑者，小陷胸汤主之。"《金匮要略》附方："《千金》苇茎汤，治咳有微热，烦满，胸中甲错，是为肺痈。"小陷胸汤由黄连、半夏、瓜蒌实（全瓜蒌）组成，鉴于黄芩更擅清肺火及上焦之实热，乃用其替换黄连，而瓜蒌壳长于清肺化痰、利气宽胸，故用之替换瓜蒌实。《千金》苇茎汤由苇茎、薏苡仁、桃仁、瓜瓣（冬瓜仁）组成。桔梗宣肺、利咽、祛痰排脓，鱼腥草清热解毒，消痈排脓，白花蛇舌草清热解毒，消痈散结，加之则宣肺气，清痰热力量倍增。该方治疗凡属痰热壅滞之气管、肺部感染（如急、慢性支气管炎,支气管扩张,肺下部感染等)均可取得较满意的疗效。有的肺下部感染,由于在肺之下部,病人咳嗽、吐痰等症状不显,体温、血象不高,多为混合感染,抗生素往往效果不佳,只要X线照片等检查诊断为肺下部感染,即可按"结胸""肺痈"用肺部感染方加减治疗而奏效。若身热、恶寒,表未尽解者,酌加柴胡、防风之类;胸紧气喘者,酌加麻黄、苏子之类;如有冠心病、高血压者忌用麻黄,改用薤白替代;痰黏稠不易咳出者,酌加浙贝母、竺黄、桔梗之类。

（四）消化系统疾病

35. 疏肝除湿法治疗肝内结石案

张某,女,32岁,干部,初诊时间:1988年10月6日。

主诉:右上腹胀2年余。

病史:2年前患者因右上腹部胀痛,在当地县人民医院做B超检查发现肝内结石,服中药消失。本次复发时作顿痛牵连右胁不适。遂至当地县医院复查B超检查,报告:肝内结石1.1cm×1.0cm,胆囊胀气。为求根治而来就诊。

现症:右上腹牵连右胁胀满、钝痛,时作时休,恶油荤饮食,恶心,大便干燥,2日1次,小便淡黄。察其体质中等,神情抑郁,舌苔干白而厚粗,脉沉弦。

辨治:肝郁(气郁、血瘀)脾湿,郁久化燥所致。治当疏肝(行气活血)除湿,通下腑气,软坚散结治之。

处方:

柴胡20g,茵陈20g,鳖甲^{醋制}20g,枳壳15g,郁金15g,乌药15g,

三棱 15g,法半夏 15g,金钱草 30g,甘草 5g,大黄 5g。

7 剂,水浓煎,每日 1 剂。

复诊(1988 年 10 月 29 日):患者持方回家乡连服 20 剂,大便日二三次,症状逐日缓解,上腹部胀痛消失,饮食佳良,不恶油腻,乃去县医院检查,结石与胀气均消失,来成都时又去省人民医院 B 超复查亦无发现,病虽愈但担心结石复发,索取根治之方。察其舌正脉平,阴阳和调,未见偏颇之象。虑肝内结石之形成,总由肝气郁滞,浊邪积沉所致,常服疏肝解郁之剂,使肝气调达,疏泄有权,何来结石?书丹溪越鞠丸加茵陈、郁金,每周服 1 剂,半年后二周服 1 剂,随访 3 年余未见复发。

按:人体各部均可结石,结石之成无不由"郁"而起,结石既成则"郁"更甚。"郁"者壅滞不通之义。丹溪所言"六郁",气、湿、热、痰、血、食是也,实以气郁为先。气郁即是肝郁,肝郁即是木郁,调气即是疏肝达木,故治郁之要重在调气,此亦治各部结石之基本大法。一般而论,结石之在脏者,脏属阴,从寒化者多,多是寒凝(或阳虚)气郁所致;结石之在腑者(如胆、输尿管、膀胱、胃、肠等),腑属阳,多从热化,常为湿热煎熬,气机郁滞引起;腑脏同病者,则寒热错杂。本案患者为单纯性肝内结石,全由气郁而起,其石在脏故未热化而湿盛也。所用方中疏肝行气、除湿活血、软坚散结诸药,不言而喻。唯大黄一味,意在通下腑气,即使大便正常亦必用之,腑气通畅有利于肝气疏泄故也,因非通下燥屎(病人大便两日一次,尚属正常),所以只用 5g 小量即可。待湿已消则专攻其郁而予越鞠丸加味。

前方中柴胡疏肝理气,升发肝气,以解其郁;茵陈、金钱草除湿清热;鳖甲软坚散结,并清郁热;法半夏燥湿散结,郁金凉血化瘀,台乌上理脾胃元气,下通少阴肾经以助膀胱气化,使湿从小便而出;枳壳、三棱破气散结,大黄通腑泄热,使湿从下而出;甘草调和诸药,诸药合用,共奏疏肝除湿、通下腑气、软坚散结之功。

36. 柴胡疏肝散加减治疗单项 ALT 增高案

单某某,男,41 岁,教师,初诊时间:2002 年 12 月 31 日。

主诉:发现谷丙转氨酶升高 3 年余。

病史:3 年前检查出"乙型肝炎",经过治疗和调养,日前检查示:抗 -HBe(+),抗 -HBC(+),余未见明显异常。3 年来唯有谷 - 丙转氨酶持续不降。同时还存在脂肪肝(酒精性)和血脂偏高。3 月前专程来治疗时,谷丙转氨酶(ALT)活力测定为 143U/L,给予五味子散剂 200g,1 日 3 次,每次 4~5g,很快降到接近正常范围,因服后感觉胃中不适、痞满而停服。昨日检查谷丙转氨酶反弹至 83U/L,血脂仍高,加上近日应酬餐饮较多,感到右胁不适,疲乏,又特专程前来要求继续治疗。

现症:除谷丙转氨酶增高、血脂偏高,右胁苦满、疲乏等症状外,伴睡眠不佳,心烦易怒,二便正常。察其形体偏胖,易激动,舌尖红,苔白薄润,脉沉细。

辨治:此乃肝郁脾虚之证。肝气郁滞故右胁不适,郁久化火故易怒心烦,火耗肝阴,魂不归舍故睡眠不佳。脾主肌肉,脾为湿困故疲乏也。当疏肝理脾治之。近年研究显示法半夏、五味子有降酶作用,诚乃酸以滋肝养肝故也,若脾湿太盛者,用之则有酸敛碍湿之弊,故当在辨证前提下应用。本例患者脾湿不盛,可以采用。

处方:

(1)方煎服:柴胡 12g,白芍 20g,枳壳 15g,炙甘草 5g,郁金 15g,青皮 15g,茵陈 20g,白术 15g,茯苓 15g,麦芽 20g。

7剂,水煎服,1日1剂。

（2）方研细末冲服:五味子200g,炒白术50g,茯苓150g,虎杖100g。共研细末,瓶装,1日3次,每次6~8g,调温开水服。上药1料为25日量。嘱其服完1料后检查转氨酶,如已正常,当再服1料,但药量递减(50日服完1料),以免反跳。嘱其戒绝烟酒。

后记:次年3月初,患者携妻专程来为妻诊治复发性口腔炎,出示自己的两次肝功、血脂化验报告均属正常范围,并谓上方服完1料去检查即正常,第2料服完复查仍正常。

按:本案中患者虽以肝功异常为主症来诊,但根据症状,郭老辨其为肝郁脾虚,故以四逆散加味养血疏肝,健脾除湿为汤,五味子、虎杖、白术、茯苓做散并服以保肝降酶。方中柴胡疏肝理气,白芍敛阴柔肝,枳壳、青皮开胸快膈,郁金清肝经之热,白术健脾行气燥湿,茵陈除中焦之湿热,茯苓健脾除湿,麦芽健脾理气,主要合用共奏疏肝理气健脾之功。本案之奇在于患者先用五味子不耐受,后郭老将五味子与其他药物配合使用而取得良好效果。五味子降酶作用是肯定的,但以肝阴亏虚者最为适宜,盖五味子生津,味酸而收敛,湿甚者当慎用,如华岫云说治疗湿邪"甘酸腻浊,在所不用"(《临证指南医案·湿》)。本例患者所服散剂,以五味为主药,加茯苓、白术健脾除湿,加虎杖清肝胆湿热,因肝郁化火夹湿故也。因有茯苓、白术护脾固胃,患者未再诉服药后胃中不适的病情。郭老曾治多例乙型肝炎或其他肝炎所致单项转氨酶增高病人,仅用五味子散剂亦收良效,唯当缓慢撤药以免反跳。

37. 养阴柔肝愈胁痛案

刘某,女,30岁,干部,初诊时间:1989年8月27日。

主诉:目黄,胁痛4年余。

病史:患者自述,双目发黄,右胁下苦满4年余。经本市某医科大学附属医院多次会诊,反复各项检查(包括CT),除黄疸指数10~20单位外,余无任何异常发现,一直诊断不明。先后服中药数百剂,处方一厚本,尽是疏肝理气、利胆除湿、活血化瘀、实脾治肝为法,无所不用其极,而黄疸与胁下苦满毫无改善。

现症:查其形体中等,精神尚可,面白少华,两目黄染,唇甲偏淡,舌体瘦小,苔薄白微黄少津。自诉咽干口苦,手足心热,胁肋肝区似胀非胀,似痛非痛,是一种酸楚疲乏的不适之感,劳累时加重,扪其脉细而弱。

初诊亦遵常法,疏肝利胆,用柴胡疏肝散加茵陈、郁金、黄芩之类。服药10余剂毫无效果,黄疸胁痛如故。

同年9月20日复诊,诸证如前,改用柔肝法,方拟滋水清肝饮加味。

处方:

生地20g,山药20g,枣皮15g,丹皮10g,茯苓15g,泽泻10g,当归10g,白芍30g,山栀子10g,柴胡10g,大枣10g,麦冬20g,枸杞15g。

1日1剂,水煎服。并嘱,若证情平稳,可连服20剂。

1989年10月15日复诊,胁下酸楚疲乏不适之感大有好转,只偶有发作,唯有黄疸如原状。故减白芍为15g,加茵陈15g,继续柔肝疏郁,嘱服20剂。

11月11日复诊,两目黄疸变浅,胁下不适只偶尔短暂即过,程度轻微,手足心已不觉烧热。原方继服20余剂,查黄疸指数正常,诸证解除。

12月19日复诊时,以麦味地黄丸、归芍六君子调理善后。随访半年未复发。

按：肝气之病，以"胀"为特征，主要表现为胸胁胀满作痛，或少腹胀满，妇女乳房胀满等。王肯堂以"疏肝理气""疏肝通络"法为治肝气病之首选，亦指出："如肝气胀甚，疏之更甚者，则当用柔肝法，药如当归、枸杞、柏子仁之类。"夫肝气作胀，何以疏之更甚？而柔肝之药多偏滋腻，肝气郁滞，最忌补塞，又何以用之？

临床上每见胁下肝区胀痛的病人，服疏肝理气通络之剂，不仅无效，有时反而胀痛更甚。肝气郁滞之由，有气滞血病所致，亦有阴血虚肝脉急引起。而疏肝理气通络之剂，多为辛温香燥之品，若用于后者势必更伤阴血，故胀痛更甚。而以"柔肝法"治之，每获奇效。此正《素问·脏气法时论》所谓"肝苦急，急食甘以缓之"之意。阴血不足所致肝脉急而郁滞的证候，其辨证要点在于：一是有阴血虚象，二是胁下胀痛。常见于"肝炎后综合征"，以及诊断不明的黄疸肝区痛等，尤其用疏肝理气通络而胀痛反甚者。由于阴血难成而易亏，故柔肝之法缓缓取效其代表方如一贯煎（《柳州医话》）、滋水清肝饮等以柔滋补通之剂则妙！

38. 二至丸加味治疗长期无便意、闭经案

郭某，女，26岁，干部，初诊时间：1997年3月15日。

主诉：先天性闭经伴便秘多年。

病史：患者因长期无便意而致大便秘结需服泻药，并伴闭经。自诉1992年读大学期间，因月经不潮住华西医科大学附一院B超检查发现：一侧卵巢正常，另一侧卵巢缺如，诊断为"卵巢发育不良"所致闭经，采用激素治疗则月经来潮，停用激素则经水不至，如此维持数年。现半年前停用激素后无经水来潮。

现症:闭经半年,几无性欲。大便秘结,无便意,须服泻药致腹痛方知如厕,大小便分解(即解大便时不解小便)。其眠、食、精力尚可,情绪抑郁。察其体质偏瘦,乳房偏小,舌质有瘀斑三处,舌苔薄白而润,脉沉弱。

辨治:月经之潮,当以肝气之疏泄条达,冲任之精血充盈为条件。患者先天不足,冲任、血海空虚,加之肝气不舒,郁久而瘀,是为闭经之由。肝气疏泄条达,助气升降,使大肠传化有时,才能定时大便,当肝气下疏之时,心肺之气亦随之下降而产生便意。今患者大便无便意而引起便秘,小便有便意致使小便分解,显系气郁成瘀阻于大肠膀胱之间,影响肝气之疏泄和心气之下降所致。由此观之,患者之闭经与便秘皆以气郁瘀阻为共同病机,但其闭经尚有先天不足,冲任、血海精血空虚一层,若不积极治理,久之冲任、血海干闭则难治矣。故当先补冲任,活气血以治闭经,待月经正常再治便秘。方以二至丸加味。

处方:

女贞子15g,旱莲草15g,枸杞子15g,菟丝子15g,熟地15g,当归15g,桃仁15g,川芎15g,红花15g,金樱子20g,覆盆子20g,续断20g,肉苁蓉20g,淫羊藿20g,鸡血藤20g,牛膝20g。

7剂,1日1剂,浓煎,分3次服。

二诊(1998年2月18日):上方连服30余剂,观察两个月经周期正常,乃改成两日1剂,又观察两个月经周期,仍正常来潮而停药。目前已停药半年月经正常。目前要求治疗便秘。陈诉用上述治疗闭经药后,仍然便秘无便意,只不过服用番泻叶等泻药的量减少约一半左右,即可排便。与此同时,自觉体力增强,平素易感冒,现已一年多未曾感冒过。察其精力充沛,面色红润,胸部较过去丰满,舌似有瘀点,脉平。脉证表明,冲任血海已充盈,故月事以时下,唯瘀阻膀胱直肠之间,尚未解除,故无便意而大小便分解。鉴于患者本有先天不足之根,活血化瘀的同时辅以益气,以免攻伐伤气之虞。以补阳还五汤加味治之。

处方:

黄芪50g,桃仁15g,红花15g,当归15g,川芎15g,赤芍15g,鸡血藤30g,石菖蒲10g。

10剂,1日1剂,浓煎,分3~4次。

并嘱其配合针刺疗法。

1998年8月17日,患者陈诉,因工作太忙未配合针刺治疗,在连续服用上方30余剂后,出现便意,此后也工作出差在外,只能间断服药,随着便意日益明显,不需服泻药亦可排便。至1999年8月随访,月经、大便均正常,已停药3月余。

按:前方中女贞子、旱莲草、枸杞子补益肝肾之阴;金樱子、覆盆子、熟地补肾阴而填肾精;菟丝子、续断、牛膝补肝肾之气;当归、川芎、鸡血藤活血养血;肉苁蓉、淫羊藿温肾阳,合熟地以填肾精,合菟丝子、续断强肝肾,合归芎而补血生血,阴生阳长之意也;恐其滋腻太过,加之体内本有瘀,骤补其气血结而成瘀,故加桃仁、红花以活血化瘀,防其结聚之弊也。诸药合用,共奏补冲任、活气血之功也。

待气血得活,冲任得足,乃以攻补兼施之补阳还五汤加味治其便秘。方中重用黄芪,大补脾胃之元气,使气有攻伐之力;易归尾为当归,以当归养血,合黄芪则气血同补也,桃仁、红花、赤芍活血化瘀;鸡血藤助当归养血;石菖蒲辛通窍道,诸药合用,共奏化瘀通窍之功。

无便意与大小便分解,实为膀胱直肠反射不全的现象。中医认为是瘀滞所致,于补阳还五汤中加石菖蒲辛通窍道,石菖蒲辛温,古时以其为神草,《本草·石菖蒲》载曰:"典术云:尧时天降精于庭为韭,感百阴之气为石菖蒲。"因其叶似剑,故可破一切秽浊之物,《神农本草经》言其"开心孔,补五脏,通九窍",中医用药以取类比象之法也。

39. 黄连温胆汤加味治疗顽固性呕吐案

戬某,男,28岁,职员,初诊时间:2002年6月20日。

主诉:恶心呕吐1年余。

病史:1年前无明显诱因出现恶心欲呕,近月来加重,持续不解,时有干呕,有时则有少量食物涎液吐出,心烦不适,无眩晕,眠食、二便正常。去某市级医院检查,报告肝功正常,胃镜查出有浅表性胃炎。其他无不适情况。

现症:恶心欲呕,偶有食物及痰涎呕出,伴心烦,无眩晕,腹痛等。察其体质壮实,精力充沛,情绪略有忧烦流露,舌苔薄而黄干,脉弦滑。

辨治:分析病机为中焦蕴热,胃失和降。当以清热除湿和胃治之,欲取速效,采取内治与外治结合进行。内治用黄连温胆汤加味,外治用穴位敷贴。

处方:

(1)黄连10g,竹茹15g,法半夏15g,陈皮15g,茯苓15g,枳壳15g,赭石^{布包煎}25g,生姜15g,炙甘草5g,谷芽20g。

2剂,1日1剂,每剂煎2次,首次煎10分钟,第2次煎20分钟,两次药液混合,分3次服,每次服药均少量频服,使胃气和再服,切勿将药一次大口吞下,以免将药液呕出。

(2)法半夏10g,生姜20g,共捣成饼敷于中脘穴上,纱布覆盖,胶布固定,1日1换。

后记:三天后病者复诊求根治之方,陈诉上方服1剂,外敷1次,其恶心欲呕及心烦等症状即消失。嘱以上方重复2剂即可。

按:本案当属中医呕吐范畴,其病因为热蕴中焦。中焦者,脾胃也,胃者,阳明也,阳明主降,胃失和降则为呕吐。故当以清胃热,和降胃气为大法。方用黄连温胆汤加减。因其本为化痰之剂,降逆之力不足,故加代赭石加强重镇降逆;并以小半夏方敷中脘,中脘乃胃之募穴,又为八会穴之腑会,故能使药力直达于胃。本案体现了中医内外同治的思想。

方中黄连清热燥湿,竹茹清热化痰,除烦止呕;法半夏燥湿和胃止呕,与竹茹一温一寒,燥湿而不伤阴;陈皮燥湿化痰和胃,枳壳快气开胸,降气消痞;茯苓健脾渗湿,断生痰之源;代赭石重症降逆以止呕;生姜、甘草调和胃气,谷芽健脾;诸药合用,共奏清热和胃之功。

40. 清热解毒,活血化瘀法治疗克罗恩病案

郑某,女,21岁,学生,初诊时间:2011年10月30日。

主诉:反复出现剧烈呕吐,伴缺钾1年。

病史:1年前无明显诱因出现反复剧烈呕吐,造成缺钾,全身乏力,先后发作3次并于当地某医院进行补钾等输液对症抢救后症状缓解,但始终未查出病因。后因腹痛腹泻于2010年12月16日在成都某医院行肠镜检查示:回盲部为剧的结肠肉芽肿结节样增生、网纹状瘢痕改变,考虑:肠结核?2010年12月17日病理检查:黏膜慢性炎症(活动期)。腹部彩超示:肠胀气。西医诊断为:克罗恩病。因病变部位广泛,西医无法进行手术治疗。遂慕名寻求中医治疗。现在大便3~4次/日。肠鸣,无腹胀。曾有两次痔疮手术史。

现症:呕吐频繁发作,1~2月复发1次。患者形体偏瘦,精神尚

可,神情焦虑,面色偏白。语言清楚、流利,对答准确,口腔无异常气味。纳可,舌红苔白黄,脉滑数。

辨治:此为瘀热互结于肠腑所致。治当清热解毒,活血化瘀兼软坚散结。

处方:

夏枯草 30g,白花蛇舌草 30g,薏苡仁 30g,山慈菇 15g,黄连 10g,黄芩 15g,制鳖甲^{先煎}30g,鸡血藤 30g,牡蛎 30g,白芍 20g,三棱 15g,莪术 15g,法半夏 15g,炒稻芽 30g。

4 剂,每日 1 剂,水煎 500ml,日 3 服。

二诊(2011 年 11 月 30 日):自诉服药腹胀明显减轻,大便一日 1~3 次。但昨日又突然出现吐利,肢体颤抖。今日乏力,口干。不腹胀,但经常肠鸣。舌红苔黄干,脉滑数。

辨治:此为热久蕴中,脾阳受损,热去寒出,故以连梅理中汤化裁治之。

处方:

法半夏 15g,黄连 10g,干姜 10g,大枣 10g,乌梅 15g,黄芩 15g,党参 30g,炙甘草 6g,白术 20g。

4 剂,每日 1 剂,水煎 500ml,日 3 服。

三诊(2011 年 12 月 4 日)服上方后不腹泻,偶有肠鸣,腹痛减轻,自觉乏力,疲倦。舌红苔黄干。

辨治:脾阳得复,仍以营血壅滞为主要矛盾,故继续以活血化瘀,软坚散结为法。

处方:

夏枯草 30g,薏苡仁 30g,牡蛎 30g,制鳖甲^{先煎}30g,山慈菇 15g,黄连 10g,法半夏 15g,干姜 10g,乌梅 15g,白花蛇舌草 30g。

4剂,每日1剂,水煎500ml,日3服。

按:克罗恩病(Crohn's disease,CD),又称节段性结肠炎,肉芽肿性回肠炎或回肠结肠炎,是一种病因及发病机制尚不十分清楚的慢性非特异性炎症,以慢性腹痛、腹泻、腹块、呕吐、发热、营养障碍等为主要临床表现。本案根据患者发病时出现的剧烈呕吐将其归属于"呕吐"范畴。而中医呕吐一证,多因胃气上逆而发病,故《诸病源候论》云:"呕吐之病者,由脾胃有邪,谷气不治所为也,胃受邪,气逆则呕。"《素问·生气通天论》云:"营气不从,逆于肉理,乃生痈肿",又云"诸痛痒疮,皆属于心"(《素问·至真要大论》),故本证中结肠肉芽肿为热痈也,肠腑之热逆行于胃,胃为阳明之府,多血多气也,阳明主降,今反为吐,火性使然也,故发为呕吐。结肠肉芽肿为有形之邪,久必致瘀,瘀热互结,故以自拟方清热解毒,活血化瘀,软坚散结为法。

方中夏枯草、白花蛇舌草、山慈菇清热解毒、凉血散结;黄连、黄芩清气分之热;薏苡仁、牡蛎、法半夏燥湿散结;三棱、莪术破血行气消积;白芍、鳖甲柔肝滋阴,鸡血藤养血,稻芽健脾理肝。因其热久蕴中,脾阳受损,热去寒出,故以黄连理中汤温脾阳,结瘀热也。方中除湿散结,黄连清郁热,人参益气健脾,白术健脾除湿,炙甘草和中补土,干姜温中散寒,合甘草辛甘化阳;乌梅、白芍敛阴,合甘草、党参酸甘化阴。脾阳得复则仍以营血壅滞为主要矛盾,继续活血化瘀,软坚散结。因其郁结已消,故去三棱、莪术等破气之品。

本案之难在于该病西医尚无特效疗法,中医治疗也颇感棘手。该患者以反复剧烈呕吐为主症,伴腹痛、腹泻及严重的电解质紊乱。未发作时无明显症状,一旦发作则呕吐剧烈,从而导致严重的电解质紊乱,缺钾。郭老抓住患者发病时的症状进行辨证施治,认为瘀热互结是导致该病反复发作的关键,故采用清热解毒,活血化瘀,软坚散结之法,后又以连梅汤酸泄酸敛收功,方能大获全胜。

41. 平肝息风,通络逐瘀法治疗异常肠鸣音亢进案

杜某,男,43岁,初诊时间:1998年12月25日。

主诉:肠鸣音亢进,黑便数月。

病史:自诉数月前始觉腹中肠鸣音亢进,沥沥有声,未予介意。病情逐渐加重,肠鸣声逐渐增强,终日不休,甚至影响休息和睡眠,伴黑便,无腹痛腹胀等症状。就诊于拉萨市某医院,粪便潜血强阳性;B超、X线钡餐、肠镜、胃镜、CT均未发现异常,给予抗生素、止血药和中医药治疗,疗效差。转诊于华西医科大学附一院,行肠镜、胃镜、CT等检查仍未见明显异常,经人介绍前来就诊。

现症:患者肠鸣音亢进,1米外即可闻,扣其腹部,腹壁较薄、柔软,无压痛和反跳痛,其肠之蠕动犹如巨浪起伏翻腾不已。自觉腹中冲动难受,偶有轻微烧灼感,无腹痛、腹胀。近日大便色黑如咖啡发亮,小便清,口中和,饮食尚可,形体渐瘦,有疲乏之感,无烟酒嗜好。察其形体瘦长,面色晦黯,性情偏激,精神欠佳,呼吸平匀,舌质淡苔薄润,脉沉细乏力。

辨治:肝气疏泄太过,内动肝风,扰动肠系,肝失藏血夹瘀滞。以平肝息风,通络逐瘀,凉血止血治之。

处方:

全蝎^{洗去盐,同煎}12g,地龙15g,僵蚕15g,白芍30g,炙甘草6g,黄芩15g,地榆15g,生地20g,仙鹤草30g,延胡索15g。

4剂,每日1剂,浓煎分3次服。

嘱饮食清淡柔软。

二诊(1998年12月30日):患者诉服两剂肠蠕动和肠鸣音明显

减轻,粪便颜色开始变浅。4 剂服完,一日之中还有数次轻微的肠蠕动和肠鸣音感觉,大便呈黄色,但潜血实验仍呈弱阳性。察其精神好转,言谈中颇有信心,舌苔白润,脉细。效不更方,再加炒谷芽 30g,预保胃气。再服 4 剂。

三诊(1999 年 1 月 25 日):其友人来云,患者服完二诊方 4 剂,一切正常,因商务事急回拉萨,持原方继续服 10 余剂才停药。电话随访至同年 5 月 4 日,未复发。

按:本案证情与肝风夹痰上扰,气血奔逆所致眩晕、抽搐、痉挛等证同理,不过一内一外表现不同而已。应当指出,其瘀滞虽甚,可因强烈之蠕动而不断排出,故无腹痛腹胀之症状。而风瘀搏击,比之痰饮、塞气引起之肠鸣亢进自然更甚一等。中医言"瘀血不去,新血不生",故在治疗中平肝息风的同时,须顾及通络化瘀,以待正气来复。

方中全蝎、地龙、僵蚕逐瘀通络以息肝风;白芍平肝柔肝,合甘草酸甘化阴,以养肝体;黄芩、生地清热凉血养血,地榆、仙鹤草凉血止血,延胡索行气止痛,诸药合用共奏平肝息风,通络逐瘀,凉血止血之功。

42. 平肝息风,和胃降逆法治疗顽固性呃逆案

邓某,男,48 岁,居民,初诊时间:2010 年 11 月 10 日。

主诉:嗳气、呃逆 10 年。

病史:10 年前一次进食时出现嗳气,呃逆,饮水后缓解。此后则经常出现呃逆,3~5 天发作 1 次,开始时不以为意,后来发现反复发作,遂到某医院就诊,认为是"膈肌痉挛",服用盐酸氯丙嗪等药物,虽能缓解症状,但不能控制复发。后来又多处求治于中医,服药有效,停药又发,迁延不愈,至于今日。

现症:3~5 天发作一次呃逆,伴有嗳气,服药方能缓解。严重时伴有呕吐,脘胀。呃声响亮,睡时仍会呃逆,常自觉床也随呃声摇动。舌红,苔少微黄,脉弦。

辨治:肝阳偏亢,化风犯胃,胃失和降,风痰入络。治当平肝息风,和胃降逆,止呃。

处方:

全蝎^{洗去盐}10g,地龙 15g,僵蚕 15g,白芍 30g,炙甘草 8g,黄连 10g,姜半夏 15g,柿蒂 30g,代赭石 30g,槟榔 15g,炒稻芽 20g,合欢皮 30g,酸枣仁 20g。

6 剂,水煎服,1 日 1 剂,1 日 3 次。

二诊(2010 年 12 月 1 日):坚持服前方至今,药后呃逆次数减少,程度减轻。口干,眠可。苔黄。

(1)全蝎 30g,蜈蚣 30g,生甘草 30g。

共研细末,温开水冲服。每次 3g,1 日 3 次。

(2)天麻 15g,石决明 30g,白芍 50g,炙甘草 6g,黄芩 15g、黄连 10g,姜半夏 15g,僵蚕 15g,胆南星 15g,竹茹 15g,陈皮 15g,柿蒂 30g,炒稻芽 20g,延胡索 20g,地龙 15g,酸枣仁 20g。

10 剂,水煎服,1 日 1 剂,1 日 3 次。

1 月后,患者专程前来道喜曰:呃逆基本控制,没有再犯,十分感谢云。

按:肝者,木脏也,其气为风,肝阳偏亢则易从风化,乘脾犯胃,胃失和降,风痰逆传心,心为君主之官,拒不受邪则留于膈,风痰扰膈则为呃逆,水入则能涵木,风无木依则自消,故饮水可缓解。治以平肝息风,和胃降逆,止呃。

方中用全蝎、地龙、僵蚕入络搜风祛痰;白芍甘草柔肝息风,止

痉,养肝阴;姜半夏、黄连燥湿和胃泄热,柿蒂降逆止呕,吴鞠通云:
"柿成于秋,得阳明燥金之主气,且其形多方,他果未之有也,故治肺
胃之病有独胜。柿蒂乃柿之归束处,凡花皆散,凡子皆降,凡降先收,
从生而散而收而降,皆一蒂为之也,治逆呃之能事毕矣"(《温病条
辨·中焦篇·湿温》),代赭石和胃降逆止呃;槟榔理气消胀,炒稻芽消
食,合欢皮、酸枣仁养心安神。诸药合用,共奏柔肝息风,和胃降逆
之功。

43. 化瘀通络法治疗胆道术后综合征案

苏某,女,36岁,医生,初诊时间:1999年7月20日。

主诉:右胁牵连背部痛5年余。

病史:自诉5年前做胆囊摘除术后,伤口愈合很好,消化趋正常,
继之无明显诱因出现右胁连及右背部发作性疼痛,初以为是炎症,用
多种抗生素无效,服止痛片可以缓解疼痛,继则非杜冷丁不可,因惧
怕杜冷丁成瘾,故加大止痛片剂量以替代之,再配用玄胡索片等以求
暂时缓解。近年来其疼痛的程度减轻,呈持续性针刺样疼痛,时轻时
重,致夜间不能入睡,遂服用安定催眠。本院中医科给予疏肝理气、
活血化瘀之剂治疗,疗效不彰。在束手无策之际,外科医生解释说:
此种术后综合征有自限性,一般7年即可自愈。患者手术后已5年
余,无力坚持。经某医生介绍前来就诊。

现症:自右胁连及背部,持续针刺样疼痛,时轻时重,触摸按压该
部疼痛不加剧,二便饮食均无异常,其他无所苦。察其体质中等,面
色红润,精神佳良,情绪偏激,隐含痛苦,胁下及背部皮色无异常;舌
正,脉弦。

辨治:刀刃损伤,经脉瘀阻,不通则痛,又未及时疏导,以致郁久

入络,病势更深一层而缠绵不愈,已非一般活血化瘀之品所能胜任,当用虫类通透搜剔络脉为主,佐以辛润治之。以三虫通络方加味。

处方:

全蝎^{洗去盐,同煎}12g,僵蚕 15g,地龙 15g,归尾 15g,桃仁 15g,红花 15g,苏木 15g,丹参 15g,玄胡索 20g,香附 20g,白芍 40g,甘草 10g,血竭 4g,蜈蚣 2 条。

1 日 1 剂,1 日 3 次,服 2 剂,若有效可再服 2 剂。

二诊(1999 年 7 月 27 日):患者自诉上方只服 4 剂,服第 1 剂进 2 次汤药后,感到疼痛增剧,是否继续服用犹豫不决,乃与同科室的一位医生谈及,彼谓有反应即是有效,可继续服用观察。第 2 剂服完,其痛逐渐消失,局部偶有烧灼之感。乃再以原方在本院药房配服 2 剂,目前已无任何痛苦,畏其反复,特求巩固之方。遵古训:活血之后当养血。嘱上方去蜈蚣、血竭再服 2~4 剂之后,即服下述养血方善后。

处方:

制首乌 30g,白芍 30g,鸡血藤 30g,当归 15g,生地 15g,丹参 15g,川芎 15g,枸杞 15g,阿胶 15g,谷芽 20g。

4~6 剂,水煎服,1 日 1 剂,1 日 3 次。

8 月中旬,患者来电话告知,上述二方共服 8 剂,已停药 1 周,一切正常云。

按:本证属中医瘀证范畴,其病因为金刃所伤。盖人体为乃一天地,气血之升降出入,皆依赖经络之完整,腠理疏通。手术损伤经络则气血不得循经而行,留血为瘀,络滞为痛。故在治疗上应以化瘀通络为大法,然初病瘀血,一般活血化瘀之品,尚可为用,日久则非虫类搜剔逐瘀之品不能为功,且瘀血多损碍新血化生,故在瘀去后急当补血养血。

方中全蝎、僵蚕、地龙、蜈蚣化瘀行血,通络止痛;归尾通经活血,桃仁、红花、丹参、血竭活血化瘀,助三虫之功;苏木甘咸,专行积血;玄胡索、香附疏肝理气;胆为木脏,为肝之余气,虽其形已去,但肝气仍行于其位,故加芍甘汤以柔肝;谷芽和胃。

另,本案病例服第 1 剂药后痛反增剧的现象,在其他久痛病症采用通络搜剔治法时亦常见,可称之为"反弹"现象。如"反弹"甚重者当暂停通络搜剔方,待其缓解后又再通剔之。有的痛症通剔一次"反弹"一次,但其痛却随之缓解到一个新的水平,如此多次,其痛才得彻底消除。痛,原本由于不通,欲通陈旧不通之络脉,必有抵抗、震动而形成"反弹",物之常理也,业医者不可不知。在临床上,有的术后综合征,由于络脉损伤、瘀久而干闭,用虫类药通络搜剔亦不通者,往往需要滋其荣枯,兼以通络或能得效。

44. 从舌象辨治幽门螺杆菌强阳性案

唐某,男,31 岁,出租汽车司机,初诊时间:1998 年 5 月 15 日。

主诉:胃脘疼痛、胀满 2 月余。

病史:患者 2 月前因胃脘部疼痛、胀满、嗳气、反酸,去省人民医院诊治,做胃镜等检查,诊断为慢性浅表性胃炎,幽门螺杆菌(+++)。用庆大霉素、青霉素等内服半月余而缓解。1 周前因饮食不慎,胃痛胃胀又复发,自购三九胃泰、胃复康等药服用未效而来求治。

现症:自诉胃脘部胀满难受,食后更甚,因胀致痛,嗳气反酸,嗳气后稍觉宽舒,胃脘部有烧灼样感觉,恶心欲呕,饥饿时胃痛甚,进食后又觉胀满难受,口苦,心烦,渴不思饮,二便尚可。察其形体尚壮,面色红润,痛苦病容,胃脘部轻度压痛,舌尖红,苔黄滑厚腻,脉弦滑。

辨治：此为肝胃不和，湿热中阻，以致气机郁滞，升降不利，而作胀、作痛、作呕。其中湿热遏郁比较突出，肝郁气滞次之，胃气不和又次之。故治当以苦辛通降、清化湿热为主，佐以疏肝和胃，用郭老自拟经验方加减。

处方：

黄连 12g，法半夏、川楝子^炒、白豆蔻^{后下}、香橼、枳壳、延胡索、白芍、建曲、生姜各 15g，槟榔、谷芽各 20g，瓦楞子^煅30g。

4 剂，1 日 1 剂，分 3~4 次服。

忌辛辣，进软食，勿过饥过饱。

二诊（1998 年 6 月 21 日）：上方已服 4 剂，颇有效，目前已不痛不胀，也不恶心了，唯胃脘部偶有烧灼感，也时而反酸、嗳气。察其黄滑厚腻之苔退去大半，脉平。是湿热已清而未尽，肝胃气顺而未复原。上方去川楝子、香橼、生姜，减白豆蔻为 10g，嘱服 4 剂。病者问：是否再来复诊？答曰：不必来了，病者有惊色。

1 月后，病者驾车路过门诊部，特停车到诊断室喜形于色致谢，并云：老师看得准，说得准，说"不必来了"，果然好了！

按：郭老经多年临床观察发现，慢性胃炎活动期其舌苔厚腻者多伴有幽门螺杆菌感染，中医认为是湿热所致，其中苔黄滑厚腻者为热偏盛；苔白滑厚腻者为湿偏盛。前者为肝郁气滞，湿热中阻证，用上述经验方颇效，亦可用黄连温胆汤加瓦楞子、槟榔、延胡索之类；后者为肝郁气滞，脾湿遏郁，上方去黄连加吴茱萸、丁香亦有良好效果。瓦楞子有较强的制酸作用，若不反酸、胃脘部无烧灼感（胃酸刺激），或检测胃酸缺乏者当去之。本上述思路和上述经验方加减，治疗慢性胃炎上百例，大多能得心应手，获得效果。

45. 连梅理中汤加味治疗剧烈腹泻案

周某,男,68岁,干部,初诊时间:1997年1月21日。

主诉:反复恶心呕吐7月余,腹泻10天。

病史:自诉有胃、十二指肠溃疡,去年6月做过胆囊摘除手术,此后周期性恶心呕吐。半月前因剧烈恶心呕吐而入住省人民医院治疗,经过输液及服用丽珠肠乐等药,呕止,又腹泻甚剧,一日七八次不等,服过多种抗生素无效,自动出院,由家人陪送前来就诊。

现症:腹泻,一日七八次,大便清稀如水样,腹中雷鸣,腹隐痛,但无里急后重,恶心、口干欲饮热汤,同时咳嗽吐泡沫痰(有长期吸烟史),不思饮食。察其形体瘦削,精神委顿,四肢冷凉,舌红少苔而润,脉沉微。

辨治:脾寒肠热,传化失司,津液偏渗,有气液脱竭将入少阴之势。法当寒温并用,益气敛肠,积极制止气液脱失为急务。至于肺中痰饮此时已难顾及。用连梅理中汤加味。

处方:

黄连、乌梅各10g,党参20g,白术、干姜、木香、白芍、茯苓、罂粟壳、谷芽各15g,炙甘草5g。

2剂,浓煎,1日1剂,1日3次。

二诊(1997年1月24日):上方服后,腹泻、咳嗽立止,如桴鼓之相应,目前胃口不开,大便已3日未解。停药已1日又见咳嗽吐泡沫痰,舌苔白润,脉沉细。其大便3日未解,并非胃腑热结,乃因津液尚未恢复故也,稍假时日,津液恢复自愈,切莫又予通下,犯虚虚之戒。针对肺中痰饮,用苏杏二陈汤加味调治。

处方:

苏子、杏仁、陈皮、法半夏、茯苓各15g,谷芽30g,炙甘草5g。

3剂,水煎服,1日1剂,1日3次。

按:本案患者因各种原因导致脾胃受损,升降悖逆,脾气不升则稀水腹泻日七八次,胃气不降则呕恶不止。"肺胃大肠一气相通"(《温热经纬·薛生白湿热病篇》),胃气不降,肺经气滞津停,故生痰饮咳嗽。土气衰败,肝气来乘,故上下攻冲,诸证加重。故郭老以黄连、乌梅、白芍、炙甘草,酸苦以泻肝热,酸甘以化肝阴,既养肝之体,又和肝之用,以治脾胃之不胜;理中汤温运脾土,木香理气,谷芽运脾升阳,罂粟壳,可谓止泻、止咳之圣药,当时尚未禁止使用,故药房有售,而今已禁用,可以仙鹤草20~30g代之。诸药合用既理土之虚,又平肝之急,药证相合,故能效如桴鼓。

(五)血液系统疾病

46. 半夏泻心汤治疗急性髓细胞白血病M1型案

朱某,男,34岁,居民,初诊时间:2012年3月7日。

主诉:胃痛5年余,确诊白血病3年余。

病史:5年前无明显诱因出现胃痛,当地医院肠镜(2007年6月1日):回盲瓣炎症(多系结核)。病理:慢性活动性炎症伴嗜酸性粒细胞浸润。4年前华西医院胃镜(2008年11月5日):慢性浅表性胃窦炎,十二指肠降段多发溃疡、性质? 活检:黏膜中度慢性炎,活动(+),灶性区域间质水肿。3+年前因腹痛、腹泻、发热行骨髓穿刺术,明确诊断为:"急性髓细胞白血病M1型"。已化疗8个疗程,最近半年来从尾椎到腰中部疼痛剧烈,白细胞维持在$(40~50)×10^9/L$。为减轻痛苦,特来寻求中医治疗。

现症:呃逆,胃胀、腹痛、肠鸣剧烈,眠差,舌淡、苔白黄满布。

辨治:此为寒热互结胃肠之证,法当寒热平调,消痞散结。方拟半夏泻心汤加减治之。

处方:法半夏15g,黄芩15g,黄连10g,干姜10g,党参20g,炙甘草3g,大枣10g,乌梅15g,白芍20g,延胡索20g,神曲15g,炒酸枣仁20g,白及15,炒稻芽20g。

4剂,水煎服,1日1剂,1日3次。

二诊(2013年3月28日):诉服上方后胃胀减轻,仍时有腹胀,特别是不能吃油腻的食物,食后即腹泻。眠差,舌淡嫩、苔白满布。手足自觉发热,不畏寒。上周查血常规示:白细胞:47×10^9/L。

辨治:此仍为寒热错杂之证,病重药轻,守法守方加重益气健脾安神药物剂量。

处方:法半夏15g,黄芩15g,黄连10g,干姜15g,党参30g,炙甘草3g,大枣10g,乌梅20g,合欢皮30g,炒酸枣仁20g,延胡索20g,神曲15g,薏苡仁30g,炒稻芽20g。

4剂,水煎服,第一煎药睡前服,1日1剂,1日3次。

后期随访患者患者白细胞改变不大,但胃肠方面痛苦已基本消失。

按:中医无"白血病"之病名,但可辨证而治之。本案可归入"腹痛"范畴,多因寒邪克胃或脾肾阳虚,中脘失于温煦所致。案中患者呃逆,胃胀,腹痛,肠鸣等症为脾胃中焦升降失司、上下不能交泰所致,胃气该下反而呃逆,脾气该升,反而腹泻,肠鸣。阴寒内盛,胃气不畅,故呃逆、胃胀。本证病机复杂,既有寒热错杂,又有虚实相间。郭老抓住病机予以寒热平调,辛开苦降之剂,获得了满意疗效。方中法半夏辛温散结除痞,降逆止呕;干姜辛热散寒,黄芩、黄连苦寒泄热消痞,四药辛开苦降,以消痞;乌梅、白芍以缓急止痛,生津养阴;酸枣仁养肝阴而安眠,神曲、麦芽健脾消食,党参、大枣、生姜健脾益气,延胡索行气,白及解疮毒。诸药合用,共奏辛开苦降、益气止痛之功。

47. 犀角地黄汤加味治疗血小板减少案

高某,男,5 个月半,居民,初诊时间:2011 年 2 月 20 日。

主诉:全身散发紫癜半月余。

病史:家长诉半月前患儿因一身散发紫癜,在儿童医院检查发现血小板仅 3×10^9/L 而收入院治疗,骨髓检查:原幼粒 40%,待确诊。经治疗血小板升至 126×10^9/L 后出院,嘱"强的松 1 日 3 粒"。听从医生建议寻求中药治疗。

现症:家长诉患者一身散发少量紫癜,时泄泻,余无明显不适。舌质红、苔薄黄,指纹紫色已过气关。

辨治:此为肝脾虚损,热入血分所致,法当清热凉血,防久病碍脾伤阴,加入健脾养阴之品。方拟犀角地黄汤合二至丸、黄连阿胶汤等加减治之。

处方:

水牛角粉^{先煎}10g,丹皮 5g,生地 10g,女贞子 10g,旱莲草 10g,黄连 5g,东阿胶^{烊化冲服}10g,山药 15g,大枣 10g,生甘草 4g,地榆 10g,仙鹤草 15g。

4 剂,2 日 1 剂,水煎服。

二诊(2011 年 2 月 27 日):患者未查血常规,仍泄泻,查指纹紫上气关,辨证同前,拟上方去地榆加黄芩 5g,4 剂。

三诊(2011 年 4 月 6 日):4 月 4 日查血小板 49×10^9/L,因自觉服用"强的松"以来无明显疗效,且患儿日渐发胖,遂于昨日起自行减至半粒／日,查其指纹紫红至气关,时泄泻。守法守方,拟上方加黄柏 10g,乌梅 10g,炒稻芽 10g。4 剂。

四诊(2011 年 5 月 15 日):患儿近日感冒,今仍未愈,多涕,喉中似有痰。平日易感冒,易发湿疹,泄泻已止。5 月 11 日查血小板 26×10^9/L,察其目红,指纹紫红至气关,舌红少苔。辨证同前,加银花、防风、白花蛇舌草祛风清热解毒。

处方:

水牛角粉^{先煎}10g,丹皮 5g,生地 10g,黄连 5g,东阿胶^{烊化冲服}10g,山药 15g,大枣 10g,仙鹤草 15g,生甘草 10g,女贞子 10g,旱莲草 10g,升麻 5g,银花 15g,防风 5g,白花蛇舌草 15g。

10 剂,熬药、服用方法同前。

五诊(2011 年 5 月 29 日):患者今日咳嗽减轻,喉间痰鸣,舌红苔薄白,指纹紫未到气关,现血小板 40×10^9/L。去银花、防风减甘草量加黄柏、黄芩守法守方治疗。

处方:

水牛角粉^{先煎}10g,丹皮 5g,生地 10g,黄连 5g,东阿胶^{烊化冲服}10g,山药 15g,甘草 4g,黄柏 10g,白花蛇舌草 15g,黄芩 10g,大枣 10g,仙鹤草 15g,女贞子 10g,旱莲草 10g,升麻 5g。

10 剂。熬药方法同前。

六诊(2011 年 7 月 3 日):今日血常规:血小板 138×10^9/L,两周前查为血小板 120×10^9/L,淋巴细胞 56.1%,无明显不适症状,舌红苔薄白,指纹紫红未至气关。仍守法守方治疗。

处方:

水牛角粉^{先煎}10g,丹皮 5g,仙鹤草 15g,生地 10g,黄连 5g,阿胶^{烊化冲服}10g,山药 15g,大枣 10g,鸡血藤 10g,生甘草 5g,女贞子 10g,旱莲草 10g,升麻 5g,炒稻芽 10g,白花蛇舌草 15g。

10 剂。熬药方法同前。

七诊(2011 年 8 月 7 日):查血小板 207×10^9/L,目前血小板已正常近三个月,仍守法守方治疗,门诊随访。

按:本病属中医学"血证"范畴,《灵枢·百病始生》篇有:"阳络伤则血外溢,血外溢则衄血;阴络伤则血内溢,血内溢则后血。"出血不外乎火热熏灼而迫血妄行及气不摄血而血溢脉外两类。《景岳全书》曰:"凡治血证,须知其要,而血动之由,惟火惟气耳。"该病急性发作时,多呈现一派内热炽盛之象,治疗时必须清热凉血,常用生地、丹皮、水牛角之类。滋补药尽量少用或不用,因补气则有助火化燥之嫌,补血有壅热之弊。病程较长、持续发作患者,则以虚证多见。本虚标实,阴虚火旺者可用女贞子、旱莲草、生地、麦冬等,辛温燥烈之品亦尽量少用,因温则行、辛则散、易促血外溢。肝脾虚损,脾不统血者,应益气补脾,养血摄血。郭老认为患儿纯阳之体多从热化,故以犀角地黄汤去赤芍为主清热解毒、凉血消瘀,黄连阿胶汤去芍药滋阴降火凉血止血。由于犀牛日益减少,早已被禁止入药,一般由水牛角来代替,唯药力稍逊,须加量应用。赤芍破血,不宜使用。而《黄帝内经》云:"肝藏血,脾统血",久病必虚,肝脾虚损,肝不藏血,脾不统血则血溢脉外,宜加以益气和血,补肝脾肾之品,如山药、大枣、女贞子、旱莲草、仙鹤草等;升麻、白花蛇舌草加强清热解毒之功,生甘草补脾益气,调和诸药。结合伴随症状加减,可奏良效。

48. 温肾填精法治疗慢性型再生障碍性贫血案

周某,女,48岁,干部,来诊时间:1998年7月9日。

主诉:头晕、乏力,反复下肢紫癜1年余。

病史:患者1年前自觉头晕,乏力,体力不支,胃纳欠佳,睡眠差,下肢出现紫癜,去本市某市级医院检查,发现血压偏低,血常规示白细胞、红细胞、血小板等皆偏低,服中西药治疗无效。继则转多家医院进一步行血细胞检查,均提示骨髓增生低下。随即使用"白细胞介素6"等治疗,白细胞由$3.6×10^9/L$上升至$5.6×10^9/L$,血小板由$21×10^9/L$上升至$91×10^9/L$,其他血象也升至正常,但停用"白细胞介素6"后,血小板、白细胞等又迅速下降,尤以血小板下降最速。拟用激素治疗,但患者顾及其副作用,自动出院而来求治。郭老初从肝脾血虚论治,用归脾汤加味,服药1月余无效。于今日前来复诊。

现症:患者自诉头晕,全身乏力,腰脊酸软,双腿乏力,畏寒神怯,且易感冒,睡眠差,胃纳尚可,小便清长,大便正常。察其形体偏瘦,精神困顿,面色苍黯少华,呼吸平匀,唇甲淡白,上下肢皮肤均有少许针尖样紫癜,下肢不温,舌质淡,苔白润,六脉沉细缓弱,出示今日血常规检验单:血小板$22.8×10^9/L$,白细胞$4.3×10^9/L$,其余血象尚在正常范围内。

辨治:此证当属命门火衰,元精不足,精不能化血,导致肝脾肾等多脏腑虚损所致,治以温命火,补元精为主,辅以补养肝脾肾为法。

处方:

党参40g,红参15g,北黄芪40g,炒白术15g,大枣60g,熟地20g,旱莲草20g,鸡血藤40g,仙鹤草30g,阿胶^{烊化}20g,补骨脂15g,枸杞子20g,龙眼肉20g,仙灵脾20g,仙茅15g,续断20g,巴戟天20g,

菟丝子 15g。

7 剂,每日 1 剂,浓煎成膏,日 3 夜 1 与服。

三诊(1998 年 7 月 16 日):患者各种症状均有好转,体力增加。今日查全血均有上升,血小板 35.6×10^9/L,白细胞 5.6×10^9/L,但上升缓慢。认为病至命火不足、元精元阳亏虚之深层,草木之品已是鞭长莫及,非血肉有情之物难以毕功。又患者陈述服药后有腹胀满之感,是大队滋补碍脾之故。根据这些情况,提出:

(1)在原方基础上加砂仁 12g,服法同前。

(2)鹿茸 5g,龟胶 5g,鸡子 1 枚,冰糖适量,同蒸至鸡子熟,每晨空腹服。嘱服鹿茸期间,忌食青菜、萝卜,以免降低疗效。

四诊(1998 年 10 月 27 日):上方服至今日,患者体力大增,精神好转,体重增加,抵抗力增强,家人多次感冒均未被传染,半月前已恢复全日上班。前 2 日查血小板升至 115×10^9/L,白细胞 5.7×10^9/L,其余均在正常范围内。为巩固疗效,嘱其必须服药至骨髓检查正常,才可缓慢减药。于是上方继续与服。服至 1999 年 4 月 20 日,骨髓检查报告:全片见巨核细胞 30 个,生成血小板好,骨髓未见特殊异常;4 月 26 日病理科诊断报告:骨髓造血组织增多活跃,与前次活检比较,增生增加,仍以红细胞系增生为主。于是,撤除汤药,只服用鹿茸 1 年余巩固疗效。随访至今,未反复。

按:西医再生障碍性贫血与中医血虚有相通之处,可以理解为再生障碍性贫血因骨髓造血功能低下,导致血象偏低,进而出现血虚之候,中医虽无此病名,但仍可辨证论治。肾藏精,内蕴命门真火,命门火衰则不能温煦,气化无力,故精不化血。西医谓骨髓造血,中医以精化血,肾主骨生髓之谓也。故在再生障碍性贫血的治疗过程中,中医以填肾精,温肾阳为主。郭老在临床上多用鹿茸治疗本病,往往能取得满意疗效,《本草纲目》言其:"生精补髓,养血益阳,强健筋骨,治一切虚损",疗效确切。

方中党参、红参、黄芪大补元气,益气生血;旱莲草、鸡血藤、阿胶、龙眼肉滋阴补血生血;熟地、枸杞子益髓填精,使血化生有源;仙鹤草清热凉血涩血,且能补诸虚不足;补骨脂、仙灵脾、仙茅、续断、巴戟天、菟丝子温肾壮阳,补肝益肾,强筋健骨;白术健脾燥湿,大枣健脾,诸药合用共奏温命火,补元精,补肝养脾之功。诸药共成填精生髓补血之品,但有形之物,生之不易,须得假以时日,方能奏功。

49. 从肝论治特发性血小板减少性紫癜案

缪某,女,46岁,初诊时间:2006年9月21日。

主诉:发现血小板减少3年余,脾切除术后1月余。

病史:2003—2005年春,患者不明原因血小板减少先后住院治疗,应用强的松、丙球等,血小板升降反复。2005年4月患者因月经25日不止,复查血小板降至8×10^9/L,并发全身出现针尖样紫癜,入住某医院,中西医结合治疗效果不明显,于8月7日做脾切除术后仍用激素、中药等继续治疗,血小板仍不稳定,经人介绍前来就诊。

现症:自诉常感倦怠乏力,胸胁不舒,口苦咽干,饮食差,睡眠欠佳,二便尚可,月经已停。察其形体中等,郁郁寡欢,皮肤可见少量针尖样紫癜,舌质红,苔淡黄,脉细数。就诊前检查血小板51×10^9/L。

辨证:此为肝脾虚损,疏泄不及,统血失权,血不归经,瘀滞化热之证。治宜调补肝脾,凉营活血,方拟薯蓣丸、犀角地黄汤化裁。

处方:

山药50g,甘草15g,白蔹10g,干姜3g,大枣50g,川芎10g,防风10g,党参30g,阿胶[烊化]15g,杏仁10g,炒白术15g,麦冬15g,生地15g,

神曲 10g,豆卷 20g,桂枝 5g,桔梗 10g,茯苓 10g,当归 10g,柴胡 15g,白芍 15g,水牛角粉^{先煎}30g。

7 剂,浓煎,1 日 1 剂,分 3 次温服。

复诊(2006 年 9 月 28 日):患者服药 1 周,门诊当日检查血小板已升至 214×10^9/L。守方守法治之,嘱其原方继续,并嘱患者用枸杞、山药、大枣煮粥食养,一周后逐渐减少激素用量。

两月后随访,病情稳定。

按:特发性血小板减少性紫癜是一种复杂的多机制共同参与的获得性自身免疫性疾病,治疗颇难。本案患者 3 年间反复出现血小板减少,经多方治疗后效果不显,遂请郭老救治。郭老因其纳差、倦怠,辨其脾气亏虚;身发紫癜,胸胁不适,口苦咽干,眠差,舌红苔黄,脉细数,辨其营虚有热,肝气郁结。治疗以主治"虚劳诸不足,风气百疾"的薯蓣丸合凉血养阴的犀角地黄汤加减治疗,疗效满意。脾主运化,津气升清入于脉中赤化为血,肝脏不唯能够藏血,而且能够生气血,正如《素问·六节藏象论》云:"肝者,罢极之本,魂之居也,其华在瓜,其充在筋,以生血气……",李中梓认为"肝为血海,自应生血,肝主春生,亦应生气"(《内经知要》)。而本案中郭老正是在辨证的基础上,结合肝脾以生气血的理论,使用了功能调肝脾,补气血,益营卫,兼以解郁祛风的薯蓣丸,结合凉血和营的犀角地黄汤而取速效。

50. 寒温合法治疗特发性血小板减少性紫癜案

丰某,女,54 岁,干部,初诊时间:1990 年 8 月 14 日。

主诉:反复全身紫癜、鼻衄、齿衄 5 年余。

病史:患者 5 年前因鼻衄、齿衄,全身紫癜住本市某医科大学附属医院,诊断为"特发性血小板减少性紫癜",采取输血小板、激素等治疗而缓解,但住院数月,血小板从未恢复到正常范围而出院。其后又因病情转剧先后住院治疗 2 次。出院后长期服用激素,后改服环磷酰胺,数年来未曾一日中断,而血小板也只能维持在 $(20\sim30)\times 10^9/L$ 的水平,皮肤大块瘀斑从未消失,并云西医谓其相关抗体过多故也(未持检验单来诊)。

现症:1 周前请某中医诊治,拟黄芪、党参、当归、鸡血藤之类,益气养血为法,并嘱其停服环磷酰胺等西药。忽于昨日鼻衄不止,牙龈出血肿痛,全身皮肤出现针尖样瘀点,四肢皮肤还杂有大块紫色瘀斑,今晨觉喉痒咳出两口紫色痰血,心烦躁,不得眠,手足心热,口干不欲饮,自测体温 38.1℃,某医院查血小板 $18\times10^9/L$(不愿住院)。察其形体肥胖(自谓久服激素所致),面色潮红(自谓经常如此),精神尚佳,呼吸平匀,全身紫癜如前所述,舌红无苔有瘀点,脉沉细而数。

辨治:患者心中烦、不得眠、手足心热,是少阴热化,阴虚阳亢之证,而其出血瘀斑、低热、口干不饮,舌红,又属血热瘀滞之象,单用伤寒的黄连阿胶汤或温病的犀角地黄汤都难以对证。乃取寒温合法,降火滋阴,凉营活血止血,二方合用加味治之。

处方:

田七末^{冲服}、黄连、血余炭各 10g,生地、阿胶^{烊化}各 20g,水牛角^{先煎}30g,黄芩、赤芍、丹参、丹皮各 15g,仙鹤草 25g。

4 剂,水煎服,每日 1 剂,1 日 3 次。

二诊(1990 年 8 月 18 日):服药 3 剂,出血即完全停止,牙龈肿痛消失,针尖样瘀点消退大半,未出现新的大块瘀斑,舌色略红有少许白苔,脉沉细。辨证认为,本病的病机本质,是由肝脾虚损,致肝不藏血,脾不统血所致,而当其血小板急剧下降之时,又常表现为阴虚、血热、瘀滞之证。本案阴虚血热与瘀滞诸证一有好转,仍当从肝脾论治。嘱上方再服2剂后,续服下方。

处方:

黄芪、制首乌、鸡血藤、党参各30g,大枣40g,怀山药、阿胶^{烊化}各20g,枸杞子、丹参、旱莲草各15g,女贞子10g,仙鹤草25g,田七末^{分冲}5g。

4剂。嘱病情稳定自行原方再服4剂,均每日1剂。

三诊(1990年8月30日):昨日去职工医院复查血小板45×10^9/L,瘀斑瘀点几全消失,精神转佳,从初诊起一直遵嘱未服任何西药。鉴于本病反复性大,仍以上方略事加减,嘱其病情稳定服药1月再来复诊。

四诊(1990年10月3日):复查血小板78×10^9/L,自谓从发病后血小板从未升至这个水平。继续从肝脾论治,以薯蓣丸加减常服善后。

按:郭老认为血小板减少性紫癜,一般在稳定期多表现为肝脾亏虚,而在各种原因导致血小板急剧下降时,多表现为阴虚、血热、瘀滞的表现,此时治疗就需要虚、热、瘀三者俱当着眼。本案患者,心烦、少寐、手足心热为少阴阴虚有热的表现,全身紫斑、低热、口干不饮、舌红无苔有瘀点为血热瘀滞的表现。阴伤、血热、瘀滞并存,且热邪较重,故而以黄连阿胶汤养阴清热,以犀角地黄汤凉血活血和营,营卫相和,气血相谐,则症自减。邪热一去,即当补正固本,郭老主以薯蓣丸调补肝脾以生气血而巩固疗效。条理井然,疗效确切,可师可法。

51. 清肝凉血法治疗原发性血小板增多症案

唐某,女,38岁,初诊时间:2006年11月9日。

主诉:血小板增多5月余。

病史:患者自述2004年6月因头昏、乏力就近去某医院就诊,发现血小板增多,未予介意。11月因乳腺增生就诊又查得血小板增多,服用阿司匹林、银杏叶片等药未效,且出现月经过多,2005年6月去某大医院就诊,确诊为"原发性血小板增多症",患者鉴于西药副反应大,医院给予西药未服,而慕名前来求治中医。

现症:自诉近月来头昏、一身疲软乏力较甚,月经量多,时时牙龈出血,每晨起口中有血腥味,睡眠不佳。近日受凉引起头痛身痛,鼻塞,咽喉干痛。察其形体丰满,面色少华,情绪偏激,唇红干燥,舌质红,苔微黄腻,脉滑数。门诊当日查得血小板为 390×10^9/L。

辨证:肝热亢旺导致疏泄太过,而引起血小板增多,又兼风热上感之证。治当本标兼顾,清肝凉血以平其疏泄,兼辛凉清解以散风热。

处方:

(1)青黛3g,1日3次,温开水冲服;

(2)金银花20g,连翘15g,防风15g,羌活10g,薄荷10g,丹皮15g,生地15g,板蓝根25g,桔梗10g,甘草5g。

7剂,水煎服,1日1剂,1日3次。

二诊(2006年11月21日):诸症缓解,舌质红苔薄黄干腻,脉沉细数。风热已解,肝热未平,青黛继续,二方去羌、防、桔、板、薄荷加黄芩15g,赤芍15g,谷芽30g。1日1剂。

三诊(2006年12月5日):月经来潮,经量正常,查得血小板为 320×10^9/L。原方续服。随访两次,患者于12月15日因子宫腺肌症入院手术,检查血小板已基本正常,不影响手术治疗。

按:原发性血小板增多症,是一种少见的、病因不明的骨髓增生性疾病。其重者常以反复自发性出血为主要症状;轻者仅有头昏、乏力或轻微出血倾向。西医多采用骨髓抑制性药物,如环磷酰胺、羟基脲等治疗。

《素问·六节藏象论》云:"肝者,罢极之本。"《医门法律·脏腑赋》说:"人身运动,由乎筋力所为,肝养筋,故曰罢极之本。"凡肝阴亏损,或者肝经实热,均可影响精气濡养筋脉,而"宗筋主束骨而利机关也",筋脉失和,机关不利,也可以产生疲乏无力的征象,非定指肺脾气虚而言。本案患者素为肝经血热,疏泄太过之体,复受风热外袭,且闭郁较甚,所以首诊郭老以青黛冲服凉泄肝热,又以辛凉复辛温法疏散风热,3剂即症减,后以辛凉清泄肝经实热为法收工,正如王孟英所说:"肝性喜凉散",过寒则凝涩气机,过辛则横逆莫制,唯宜凉散则既可清热,又能疏达,对于肝经实热有功可为。

此外,郭老在血液病的辨治中,以赤白定气血而用药有所侧重,对红细胞、血小板增多或减少,治疗以血分为主,兼顾气分;对巨球蛋白、粒细胞、淋巴细胞、尿蛋白等病变,则从气分论治,而兼顾血分。

52. 注重外感调治特发性血小板减少性紫癜案

赵某,女,10岁3个月,初诊时间:2012年2月21日。

主诉:全身皮肤散在瘀斑5月余。

病史:患者于2011年9月17日感冒发烧后出现全身皮肤散在瘀斑,遂于2011年9月24日于某省级西医院入院治疗,入院时体温正常,神清,全身散在瘀斑,大小不一,以双下肢、躯干为主。当日检查血常规示:PLT 6×10^9/L,ALT 12U/L,TB 48μmol/L,TP 45.7g/L,LDH 11.73u/L,对症及激素治疗后于10月2日好转出院,出院诊断为:特发性血小板减少性紫癜。院外继续服用激素(6粒/d)治疗,12月17日减至1粒/d,但激素一减血小板就降至(76~87)$\times 10^9$/L。患儿母亲见服用激素女儿体重急剧增加,已出现满月脸,水牛背,而血小板仍未恢复正常,心中焦虑,且只要一减少激素用量血小板就显著降低,前期服用中药3月也疗效不显,万分着急之时听闻某过敏性紫癜患者曾于郭老处治愈,特慕名来诊。

现症:患儿感冒1天,满月脸,色红,略显焦虑,鼻塞流涕,涕中带血,咽痛,咳嗽,口渴欲饮,头痛,舌红苔薄黄,脉浮数。

辨治:此为典型风热外感证,应首先治以祛风清热解表,方用自拟方加减。

处方:

银花30g,连翘10g,防风10g,蝉蜕10g,虎杖15g,桔梗12g,前胡12g,生甘草10g,瓜蒌壳12g,炒稻芽20g,黄芩15g,法半夏12g。

4剂,每日1剂,水煎500ml,日3服。

二诊(2012年3月7日):3月6日查血常规:PLT $161 \times 10^9/L$。患儿家长异常惊喜,之前服用诸多药物血小板从未升至 $100 \times 10^9/L$ 以上,今在感冒中仅服药两剂即升至正常,直呼难以置信。再查患儿精神尚可,面部发红疹,发痒,舌红苔黄干。

辨治:外邪已解,本病现行。现症为邪热深入血分,耗血动血,久病伤及肝肾之阴证,故治当清热解毒,养阴凉血散瘀,方拟犀角地黄汤、黄连阿胶汤合二至丸加减。

处方:

水牛角粉先煎30分钟20g,生地黄15g,牡丹皮10g,黄连6g,黄芩12g,东阿胶烊化15g,山药30g,大枣20g,女贞子15g,旱莲草15g,虎杖15g,党参15g,仙鹤草20g,生甘草10g,炒稻芽15g。

10剂,水煎服,1日1剂,1日3次服。

同时外用丹皮酚软膏擦局部。

三诊(2012 年 3 月 18 日):本日血常规示:PLT 77 × 10⁹/L。舌红苔黄,食欲不佳,口渴欲饮。

辨治:此为营热瘀滞太甚,守上方稍作加减。

处方:

水牛角粉^{先煎30分钟}20g,丹皮 10g,生地 15g,石膏 30g,黄芩 12g,黄连 6g,阿胶^{烊化}15g,山药 30g,大枣 20g,生甘草 10g,女贞子 15g,旱莲草 15g,黄精 15g,鸡血藤 20g,仙鹤草 20g,升麻 10g,炒稻芽 20g。

10 剂,水煎服,1 日 1 剂,1 日 3 次服。

四诊(2012 年 4 月 8 日):昨日血常规示:血小板 120 × 10⁹/L。舌质红,苔薄黄。患儿易感冒,最近 20 天中就发作两次,发病即咳嗽咽痛,严重时普通药物效果不佳,须输液治疗才得以控制。现感冒已得以控制。故治本为主。

辨治:此为营热瘀滞,肝脾虚损证,守上方加黄芪益气固表、防风祛风。

处方:

北黄芪 20g,虎杖 15g,板蓝根 15g,黄芩 12g,黄连 6g,石膏 20g,水牛角粉^{先煎30分钟}20g,银花 15g,丹皮 10g,生地 10g,山药 30g,大枣 20g,生甘草 10g,女贞子 15g,旱莲草 15g,防风 10g。

10 剂,水煎服,1 日 1 剂,1 日 3 次服。

五诊(2012 年 4 月 29 日):患儿精神状态尚佳,口干喜饮,大便初头硬,唇红,舌红苔黄。昨日查血常规:PLT 99 × 10⁹/L。其母亲诉患儿一感冒 PLT 就下降,感冒好了就正常。

辨治:同前。

处方:

龟胶^{化服}10g,虎杖 20g,黄芩 10g,黄连 6g,水牛角粉 20g,山药

30g,大枣 20g,生甘草 10g,鸡血藤 15g,仙鹤草 20g,女贞子 15g,旱莲草 10g,党参 20g,黄精 15g。

10 剂,水煎服,1 日 1 剂,1 日 3 次服。

按:《伤寒论》桃核承气汤条云:"太阳病不解,热结膀胱,其人如狂,血自下,下者愈。其外不解者,尚未可攻,当先解其外,外解已,但少腹急结者,乃可攻之,宜桃核承气汤。"伤寒由经入腑,蓄于膀胱血分,但经表寒邪未解。此时仲景明示,"当先解其外",表证解除后,才能治疗里证。在临床,郭老充分发挥了仲景表里同病,治分先后的原则,并在内伤杂病的辨治中引申此意认为外感是许多内伤杂病复发、加重和影响治疗计划的主要因素。因此,凡有外感先治外感。内伤杂病复遭外感,须先解表、和表,使表气疏达,则里气不滞,有时不仅能愈外感,还能促进原病好转,一举两得。外感失于表散,以致表邪内陷,传变入里,造成变证、坏证,内伤杂病失于表散,其结果是相同的。该案患者初诊、四诊外感症状较重,同时伴有本病的加重,外感愈则本病好转即是此理。

53. 立足肝虚风动,调治过敏性紫癜

袁某,男,17 岁,学生。初诊:2014 年 7 月 20 日。

主诉:发现过敏性紫癜,伴随荨麻疹近 3 月。

病史:3 月前无明显诱因出现发热、头痛,其母自行购买感冒药(具体不详)嘱服 2 天后发热、头痛消失,但全身散见针眼或黄豆大小紫斑,以四肢为主。伴随皮疹,时显时消,略痒。当地医院诊断为:过敏性紫癜,紫癜性肾炎。经治后紫斑消退明显,血常规、肾功能正常,但尿蛋白、尿血改善情况不佳。目前仍口服泼尼松每日 20mg,7 月 14 日尿常规示:尿蛋白 3+,尿隐血 1+。慕名来蓉求诊于郭老。

现症:全身未见紫癜,荨麻疹时发,发时痒感明显,伴口干欲饮,大便秘结,2~3日1次,质干;舌红苔薄黄干,脉弦,余无明显不适。

辨证:肝阴暗耗,肝风妄动,兼有胃热。

处方:

乌梅30g,生地20g,防风20g,荆芥15g,蝉蜕15g,金银花15g,生石膏15g,知母15g,怀山药30g,大枣15g,白花蛇舌草30g,仙鹤草30g,生甘草15g。

7~10剂,浓煎,1日1剂,1日3次。

复诊(2014年9月21日):患者母亲诉,因路途遥远,第一诊方初服15剂,药后荨麻疹发作频率明显降低,口干苦减轻,大便正常,8月5日查尿常规:尿蛋白1+,尿隐血1+,自行再连服上方15剂,荨麻疹未再发作,9月14日查尿常规:尿蛋白(-),尿隐血1+,遂来复诊调治。察:余无所苦,仅小便偏黄。舌淡红苔薄黄略干,脉略弦。

辨证:肝虚风动,下焦热盛,迫血妄动。

处方:

生地15g,乌梅30g,僵蚕15g,蝉蜕15g,金银花15g,丹皮15g,地骨皮30g,防风20g,石韦40g,黄柏20g,白花蛇舌草30g,仙鹤草30g,生甘草10g。

15剂,水煎服,1日1剂,1日3次。

嘱停泼尼松。

三诊(2014年10月15日):自9月22日起停服泼尼松,坚持中医治疗。10月14日尿常规:尿蛋白(-),尿隐血(-)。舌淡红,苔薄略黄,脉平。

辨证:余邪未净。

处方:

乌梅 30g,生地 15g,防风 10g,僵蚕 10g,蝉蜕 10g,金银花 20g,黄柏 15g,仙鹤草 20g,白花蛇舌草 20g,生甘草 8g。

10~15 剂,水煎服,1 日 1 剂,1 日 3 次。

后记:11 月电话随访 1 次,已停药,无所苦。

按:郭老认为,肝藏血,主疏泄,调达体内气血津精,故辨治血液系统疾病常主张从肝论治。本案始终立足于肝虚风动,以滋养肝之阴血,疏散肝风为治疗主线,并配合对症(仙鹤草止血,僵蚕消除蛋白),病证结合,随证治之。初诊不仅肝虚风动,还见胃热炽盛之证,故配以清泄胃热;二诊胃热已不彰,但尿血改善不明显,郭老考虑为下焦热盛动血,故佐清解下焦邪热,且重用石韦通因通用,通涩兼合;三诊继续清解余留之邪风、邪热,以防星火燎原,但病情已稳定,故精简药味,降低剂量以巩固,终收满意疗效。

本案郭老辨治精准,要旨有三:①病位何以为肝？患者以紫癜性肾炎尿蛋白,尿血就诊,极易从肾辨治。但郭老认为,病因发为血液系统,肝方为藏血之脏,且肝主疏泄,疏泄太过,或致所藏之血不能内敛,或乘脾土,使脾不固精,蛋白外渗。②何以肝虚风动为主要病机？从患者表现看,很容易辨为纯实证。但患者初发为过敏性紫癜,为热盛动血之征,必然暗耗阴血,阴虚血热,更不能藏血,亦不能涵养疏泄,因此必须以养肝之阴血为主线,使肝阴血得固,方能藏血主正常疏泄。③如何滋养肝之阴血？郭老强调,本案并非显著虚象,且邪风邪热颇重,所以不能像传统认识般用当归、熟地、制首乌等养血制风,而选用生地既养肝阴,又生肝血,还能清解邪热,再伍乌梅,兼收止血收涩之功,选配乌梅还有一妙在于合甘草酸甘化生肝之阴血,如此四两拨千斤,药虽平淡,功效颇丰。

（六）泌尿生殖系统疾病

54. 四逆散加味治疗肾积水案

李某,女,46 岁,居民,初诊时间:2010 年 12 月 8 日。

主诉:左侧腰部不适 3 年,加重 3 月。

病史:患者陈述,3 年前无明显诱因出现左侧腰部不适。3 月前左侧腰痛胀加重,呈持续性。于成都市某中西医结合医院 B 超(2010 年 10 月 5 日)(号 200858713)检查提示为:左肾积水,左侧输尿管扩张。不愿采取手术治疗而前来求治。

现症:左侧腰部连及少腹胀痛,小便有急胀感,畏寒肢冷,眠食尚可,口和,大便调,查小便潜血(++)。舌红有瘀点,苔薄黄,脉沉细弱。

辨治:枢机不利,开合失序,血瘀水停。以调解枢机,温阳活血法治之。方用四逆散加味。

处方:

柴胡 15g,白芍 20g,枳壳 15g,炙甘草 5g,桃仁 15g,红花 10g,当归尾 15g,川芎 15g,赤芍 15g,延胡索 15g,肉桂 10g,制附片^{先煎60分钟} 20g。

12 剂,水煎 2 次,1 日 1 剂,1 日 3 次。

二诊(2010 年 12 月 29 日):上方服完 12 剂后,左侧腰部及左少腹胀痛明显缓解,不畏寒,四肢温和,小便无不适,大便一日一次,质稀溏。舌红苔薄黄,脉弦细。病情由阴转阳,趋于好转,其大便质稀与方中归芍有关。前方辨为血瘀必水停,故以四逆散调节阴枢开合的同时,着重温阳活血化瘀,毕竟利水不足。今效不更方,仍以四逆散加理气利水之品治之。

处方:

柴胡 15g,白芍 20g,枳壳 15g,炙甘草 5g,郁金 15g,延胡索 15g,车前仁 15g,台乌 15g,川牛膝 15g,小茴香 15g。

煎服法同前。

三诊(2011 年 3 月 2 日):患者陈述上方服 16 剂后,于 2011 年 2 月 13 日前往原来检查的中西医结合医院复查 B 超(号 201007482),结果示:左肾积液消失,输尿管无扩张。小便常规正常,尿隐血(-)。患者无任何不适感,要求巩固调理。察其脉弦细偏弱,乃因肾阳虚气化不足而水停血瘀所致,故以补肾温阳的肾气丸加调补气血之药巩固疗效。

按:足之三阴,太阴为开,少阴为枢,厥阴为阖。本案患者肾阳亏虚,气化无力,枢机失和,从而导致膀胱开阖失序,瘀水内停。郭老以仲景四逆散,"用柴胡之辛,扬之使从外出,枳实之苦,抑之使其内消,而其所以能内能外者,则枢机之用为多,故必以芍药之酸益其阴,甘草之甘养其阳"(《伤寒贯珠集》),以和枢机,辅以附子、肉桂水中生火,正其气化之力,瘀热内留,又以归尾、桃仁、红花、川芎、赤芍等味凉血活血,以除气血通行障碍。故首服 12 剂后,左侧腰部及左少腹胀痛明显缓解,四肢温和,说明枢机得和,又在该方的基础上酌加利水之品以收全功。

55. 从肝论治精索静脉曲张案

王某,男,24 岁,2012 年 11 月 28 日初诊。

主诉:阴囊坠胀刺痛感 2 月余。

病史:常有阴囊坠胀刺痛感,在某医院检查诊断为"附睾炎",服用头孢地尼、强的松后病情无明显好转。后因疼痛剧烈,不能久坐,坠胀感连及小腹,于2012年10月在某医院彩超检查提示:双侧精索静脉曲张伴反流,左侧精索静脉管径平时2.5cm、加腹压2.8mm,右侧精索静脉管径平时3.0cm、加腹压3.7mm,双侧超过1.0s反流。建议其尽早手术治疗。

现症:阴囊坠胀感伴疼痛,痛连少腹,久站或劳累后加重,平卧时稍缓解。喜长叹息,表情痛苦,神情忧虑,口干口苦,二便正常,舌红苔薄黄而干,脉弦细。

辨治:此为肝郁血瘀夹湿热证。

处方:

牡丹皮15g,黄柏20g,柴胡15g,甘草6g,枳壳15g,白芍20g,荔枝核15g,炒川楝子10g,赤芍20g,延胡索20g,白花蛇舌草30g,香附15g,苏木15g。

7剂,水煎服,日1剂,分3次温服。并告知减少剧烈运动,多休息。

12月5日复诊:阴囊坠胀感较前稍减轻,但依旧疼痛,舌质红苔薄黄干。

辨治:效不更方,稍作加减,加重活血之力。

处方:

牡丹皮15g,黄柏20g,柴胡15g,甘草6g,枳壳15g,白芍20g,荔枝核15g,炒川楝子10g,赤芍20g,延胡索20g,当归15g,桃仁15g,红花15g,血竭5g。

7剂,水煎服,日1剂,分3次温服。

12月31日三诊:阴囊坠胀疼感较前明显好转,口干,大便稀,易生气,舌红苔薄黄干。

辨治:效不更方,继用前方加金银花 30g,白花蛇舌草 30g,制香附 15g,以清热解毒行气。并嘱服完后可自行到药店配方抓药。

2013 年 3 月 3 日四诊,前后共服药 80 余剂,阴囊已不胀满,只是时而感觉轻微隐痛。曾于 1 月 31 日彩超检查示:双侧精索静脉曲张伴反流,左侧精索静脉管径平时 1.5cm,腹压增大时管径约 2.0mm,右侧精索静脉未见迂曲、扩张,精索走行区未见占位,左侧精索静脉轻度曲张伴反流。精液检查未见异常。

按:精索静脉曲张,是精索内蔓状静脉丛的异常扩张、伸长和迂曲。在男性中发病率为 10%~15%。精索内静脉瓣膜缺损和左精索内静脉内压增高为其最主要病理。精索静脉曲张通常无症状,多在常规体检时发现,或在自我体检时发现阴囊无痛性蚯蚓状团块,或因为不育就诊时发现。或可伴有坠胀感、隐痛、不适等症状,久站、步行后症状可加重,平卧后缓解或消失。或可合并有下肢静脉曲张、痔等疾病。治疗方法包括手术和非手术疗法。多数报道以手术治疗为主,但经手术治疗有很高的复发率。

精索静脉曲张可归属中医"偏坠""筋瘤"等范畴。郭老认为,本病的病位常在肝,因为足厥阴肝经"循股阴,入毛中,环阴器,抵小腹,挟胃,属肝,络胆,上贯膈,布胁肋",其经筋则"上循阴股,结于阴器,络诸筋"。湿热壅滞肝经,气血失和,则阴囊坠张疼痛,并多伴兼阴囊潮湿。肝失疏泄,气郁为热,故口干口苦。肝为体阴用阳之脏,肝气郁结,血行不畅,故常兼瘀滞。治法宜行气疏肝,活血止痛,利湿解毒。方选丹柏四逆散加味。方中四逆散合香附、荔枝核、赤芍、炒川楝子、延胡索、牡丹皮、苏木行气疏肝,活血止痛。辅以黄柏专利下焦湿热,白花蛇舌草清热解毒。患者坠胀减轻,但疼痛依旧,此为血行瘀阻，"不通则痛"，故二诊重加当归、桃仁、红花、血竭以化瘀通络。血竭，《新修本草》指出血其味甘咸平，入心包、肝经，疗心腹卒痛，为作用较强而性质平和的止痛药。三诊时疼痛已减，热象较为突出，故加入金银花以清热解毒。总之，郭老在调和肝之体用的基础上，根据热、瘀、湿、毒的侧重，量入为出，灵活加减，可师可法。

56. 济生橘核丸加减治疗精囊腺囊肿案

李某，男，74岁，干部，初诊时间：1996年6月4日。

主诉：右侧少腹包块2月余。

病史：自诉2月前发现右侧少腹部包块，站立时则鼓起而痛，卧则消失。专程到四川省人民医院泌尿科诊治，经多功能超声检查，诊断为"右侧精囊腺囊肿，前列腺中度肿大"。不愿手术而来就诊。

现症：自觉症状如上述，察其形体瘦长，神情抑郁。舌质红苔薄黄润，脉弦滑。

辨治：肝经循行于少腹，肝气郁结而成肿块，且郁久有化热趋势，这从舌脉可证。治当疏肝理气，兼清血热治之，用济生橘核丸加减内服，并外用熨敷散。

处方：

（1）煎服方：

橘核30g，荔枝核30g，川楝子^炒15g，台乌15g，玄胡索15g，赤芍15g，丹皮15g，黄柏15g，青皮15g，香附15g，枳壳15g，甘草10g。

3剂，水浓煎，2日服3剂。

（2）熨敷散：

吴茱萸15g，黄柏15g，细辛15g，没药15g，苍术15g，小茴香40g，蚕沙150g。前5味捣碎，与后2味药混合装布袋，蒸热3~5分钟，熨敷肿块局部,一日 2~3 次,每次 15~30 分钟。

二诊(1996 年 6 月 15 日):上方服 6 剂并局部熨敷,右侧少腹部肿块消失,站立时也未发现包块,乃于 6 月 12 日去省医院做 B 超检查示:未见精囊腺囊肿,前列腺肿大如故。自诉已无任何不适。仍以原方嘱其再服二三剂,巩固疗效。

按:本病与中医"疝气"相类似。中医认为疝气的发病原因有三:一为忧思愤怒,情怀不畅,肝气郁结所致;二为久卧湿地,寒湿之气内侵肝经而发;三是中气下陷,不能托举而成。本案患者年届七旬,素性抑郁,肝气不能调达,郁热内存,加之湿热下注,气机梗阻,所以少腹鼓起而痛。郭老治肝往往体用同调,气血共治。本案患者既有肝气郁结,湿热流注气分之实,又有肝郁日久血热内存的血分郁热,故以济生橘核丸加减,橘核、荔枝核、香附、青皮、枳壳、炒川楝子、台乌疏泄肝气之郁,玄胡索、赤芍、牡丹皮辛凉清泄血分之热,黄柏功能清利下焦湿热,诸药合用肝之气血相谐,故病自愈。妙在主以苦辛热之热外敷,以温经散寒之止痛。故能获效迅捷。

57. 从肺肾虚损论治慢性肾功能不全案

罗某,女,54 岁,居民,初诊时间:2012 年 6 月 13 日。

主诉:高血压 6 年,肾衰近 1 年。

病史:自诉发现有高血压 6 年余,常服西药降压,未予介意。1 年前因双下肢浮肿去医院检查,诊断为高血压继发肾衰,经服西药治疗,浮肿渐消,肾功能改善不明显。又另求中医诊治,服中药及"金水宝"等中成药,仍未见明显效果。1 周前行肾功检查:血肌酐:162μmol/L,尿素氮:12.1mmol/L,尿酸:582μmol/L,尿蛋白(+++),隐血(+++),白细胞(+++)。经人介绍而来求治。

现症：自诉畏寒怕冷殊甚，怕空调、冷风，易感冒，较常人多着衣被。腰脊软痛乏力，头不痛，口不干苦，食纳可，大便正常，夜尿3~4次，总尿量每日约1500ml，睡眠尚可，下肢不温，无双下肢水肿。每天按时服降压西药，血压控制良好。察其形体中等，精神尚佳，舌苔白润，脉沉细。

辨治：肺肾虚损（阳虚），下焦浊瘀。用抵当汤、肾气丸合玉屏风化裁。

处方：

生大黄^{另包}15g，桃仁10g，水蛭5g，土鳖虫5g，黄芪60g，防风20g，炒白术20g，制附片^{先熬1小时}20g，山茱萸15g，山药20g，牡丹皮10g，熟地20g，茯苓15g，车前仁15g，杜仲20g，淫羊藿30g。

7剂，每日1剂，浓煎。

嘱其大黄一味，如一日腹泻6次以上则减量为10g。如病情稳定，上方可重复7剂，即做肾功检查后来复诊。并嘱低盐、低蛋白饮食。

二诊（2012年7月5日）：上方共服14剂，服后一日大便5~6次，大黄未减量。出示肾功能检查报告：血肌酐：83μmol/L，尿素氮：8.8mmol/L，尿酸：516μmol/L。尿液分析：尿蛋白（+-），隐血（++），白细胞（+++）。自诉畏冷明显改善，可耐受空调，精神转佳，余无不适。察其舌质红活，苔白干，脉沉细有力。守法守方，去大黄，2日1剂。

本案随访至2012年10月10日，患者病情稳定，肾功能指标逐渐好转。

按：膀胱居下焦，膀胱蓄血即属下焦瘀血。本案虽未出现典型的膀胱蓄血表现，但郭老依据小便隐血阳性，结合"久病入络""久病多瘀""出血必有瘀，血瘀致出血"的理论，认为是浊瘀阻滞下焦，血液不能归经所致。肺主治节，通调水道，为水之上源，脾主运化升清，膀胱肾主气化，正如张景岳所说："盖水为至阴，故其本在肾；水化于气，故其标在肺；水唯畏土，故其制在脾"（《景岳全书》）。案中患者畏寒、易于感冒，为肺气虚；腰痛脉沉为肾气虚。肺肾亏损，水津不能疏化，则出现浊湿停聚（浮肿）、水谷之精微（蛋白）从尿中漏失和出血等的病机之一。所以，本案既有肺肾脏腑虚损，又有浊瘀阻滞下焦之实，虚实共见，只有采取合方论治才能"方证相应"。郭老以抵当汤通瘀泄浊；肾气丸温补肾阳，兼以利湿泄浊；又借时方玉屏风散益胃固表，以助气化。三管齐下，"方证相应"，故收效迅速。

另，郭老认为慢性肾功能不全早期多以肺肾虚损，下焦浊瘀为基本病机，因此常以抵当汤、肾气丸和玉屏风三方为基本方化裁出入。其中偏肾阳虚者用附片、淫羊藿；阴虚较甚则去附片、桂枝用黄柏、知母；脾虚便溏者，不用大黄，虚甚者不任攻伐，更去虻虫，只用水蛭（可用至10g）。临床中，郭老以此基本方加减，治疗慢性肾功能不全一二期患者甚多，效果满意。

58. 肾气丸加减治疗癃闭案

赵某，女，58岁，居民，初诊时间：1964年8月28日。

主诉：反复浮肿3年，突发吐泻4天，无尿3天。

病史：3年前始出现反复浮肿，经住院诊断为"慢性肾炎""继发性贫血"，经中西医药物治疗浮肿消退，贫血始终未纠正而出院。4天前因进食油腻荤食过量，次日即腹泻如注，频繁腹泻，水样便，无脓血黏液，伴以恶心呕吐，吐出物腐臭酸腥，遂入院治疗。入院后常规辅助检查，西医确诊为："急性肾衰竭，慢性肾小球肾炎，急性胃肠炎，肠道滴虫，中度贫血，失水"。立即输注葡萄糖、维生素及丙酸睾丸酮,并服中药生脉散加味,后改为济生肾气丸,3 天前出现无尿。

现症:患者频繁呕吐,少腹急胀(膀胱干瘪,导出尿液 2ml),尿闭 3 日。察其急性病容,神态迟钝,面色苍黄无华,眼眶凹陷,闭目不开,全身皮肤失去弹性,呈凹陷性浮肿,少气,呼之只能眨目示意,舌苔白润少津中央光剥无苔,脉沉细数无力。

辨治:本案起病缘于饮食损伤脾胃,以致升降失常而上吐下泻,重亡津液,化源告竭,金不生水,致肾气不化,故尿少(指 24 小时内尿量少于 400ml)尿闭(指 24 小时尿量少于 100ml)。因吐泻已久,作为第一级致病动因之饮食所伤已不复存在。入院即输液至今已逾 5000ml,且不渴、不喘息,化源告竭的病机理当排除。其皮肤浮肿,少腹急而小便不通,显然是肾气不化。由于肾气不化,小便不通,浊阴上逆,而引起频繁呕吐。《黄帝内经》云:"出入废则神机化灭,升降息则气立孤危",故病在重险一途。为今之计,当先止呕吐,以开拓汤药下行之路;再温阳化气,以通利小便,恢复升降出入之机。

因已用过多种西药镇静止呕无效,提示常规止呕法难取效,需另辟蹊径。于是采用成都名医廖伯英先生经验方:硫汞散调节阴阳以止呕(据廖先生介绍:本方对一般呕吐无效或效果不明显,而对其他止呕药无效的呕吐则很有效)。《素问·水热穴论》:"肾者,胃之关也。"待呕止立即与服金匮肾气丸,因《金匮要略》有"……少腹拘急,八味丸主之"故也。

处方:

(1)硫汞散:硫黄、水银等量,置乳钵中共研磨呈兰靛色粉末,初用 3 分,如不效用至 5 分,温开水服。

(2)制附片^{先熬 30 分钟}四钱,桂枝四钱,丹皮三钱,泽泻三钱,茯苓四钱,山茱萸三钱,山药三钱,生地四钱。

5剂，每日1剂，水煎2次，日3服。

后记：当日服硫汞散2次呕止停药，续服(2)方1剂，当晚解尿1000多ml，病情大减。8月29日至9月3日继续(2)方与服，白天解尿逐日趋于正常。考虑其吐泻伤脾胃，改用香砂六君子汤煎服，易以金匮肾气丸丸剂一日三次与服，至同年9月10日浮肿尽消，饮食正常，一般情况明显好转而缓解出院，嘱其门诊治疗慢性肾炎等疾病。

按： 据文献报道，急性肾衰竭若能安全度过6~11危险期日，其可复性明显增加，但本案为肾前性失水所致的急性肾衰竭是在原有慢性肾炎的基础上发生的，故中医疗效不能否定。

患者因饮食所伤，频繁吐泄，精气伤残，肺经不能宣化，肾源伐绝，浊阴结聚，气化不能故小便不出，冲气不制，故呕吐不止。脏器亏损，浊音凝结，下闭上涌，病势甚急。郭老使用硫汞散和阴阳以止呕，辅以肾气丸补肾气。方中硫黄为火之精，张隐庵言其"色黄，其形如石，黄者，土之色，石者土之骨，遇火即焰，其性温热，是火土相生之气化"。土爱稼穑，故可补，火性炎上，故可升，合土火之性则可补骤失之阳；水银大寒，乃五金之精，性至重而善下行，二药一温一寒，一升一降，得复气机升降之功，故吐泻自止。再以功能水中生活，化气泄浊的肾气丸原方以通癃闭，一剂知，二剂已，后以香砂六君子汤调和脾胃以收工。

何秀山说："勘伤寒证，全凭胆识。望形察色，辨舌诊脉，在乎识。选药制方，定量减味，在乎胆。必先有定识于平时，乃能有定见于俄顷。"（《通俗伤寒论·秀序》）对此三焦俱闭，浊邪壅滞危在顷刻的重症，郭老敢于治疗，而且能用世所避之不及的硫汞之剂，运用仲景原方不加化裁，使如此重症得以缓解，可见郭老学力之深，胆识过人，可谓苍生大医。

59. 温肾补气、破瘀利水法治疗肾功能不全案

何某,女,65岁,退休,初诊时间:2012年1月12日。

主诉:发现血肌酐升高7年。

病史:患者于7年前时发现血肌酐升高,为138μmol/L,一直未予治疗。2月前(2011年11月4日)因白内障欲进行手术,于某医院住院时查知:血红蛋白102g/L,红细胞$3.6×10^{12}$/L,尿素6.81mmol/L,肌酐135.4μmol/L,尿酸427μmol/L。B超示:左肾囊肿。经治疗(具体治疗及用药不详)后出院,出院诊断:①慢性肾衰、肾性贫血;②Ⅲ期肾病;③粒细胞减少症;④右侧周围性面瘫;⑤冠心病(T波改变)。出院后服用"重组人促红素注射液,阿司匹林肠溶片、复方 a 酮酸片、阿托伐他汀钙胶囊、叶酸、小苏打"等。自诉平素易感冒。

现症:面红,怕冷,下肢微肿,小便痛,夜尿1~2次,微咳,有痰,无口干、口苦,无小腹胀,大便正常,舌质红,边有瘀条,少苔,脉沉。

辨治:肺肾虚损,肺气虚则易感外邪;肾阳不足则气化失司,瘀血内生,治当温肾补气,破瘀利水,方选玉屏风散、抵当丸合肾气丸化裁。

处方:

黄芪50g,炒白术20g,防风20g,水蛭5g,虻虫5g,酒大黄10g,桃仁15g,制附片先煎50分钟20g,肉桂5g,熟地黄20g,山茱萸15g,山药20g,茯苓15g,车前仁15g,牡丹皮15g,丹参20g,川芎15g。

7剂,水煎服,1日1剂,日3服。

二诊(2012年2月15):患者诉,服上方7剂后大便结燥,口鼻干燥,舌质淡红,胖大边有齿痕,苔薄白,脉沉。

辨治:瘀血久结,难于骤去,气化不行,津液布达不力,故见此证。仍用前方化裁。

处方:

黄芪 50g,炒白术 20g,防风 20g,水蛭 6g,虻虫 5g,酒大黄 15g,桃仁 15g,制附片^{先煎50分钟}20g,生地黄 20g,山茱萸 15g,山药 30g,土茯苓 30g,车前仁 15g,牡丹皮 15g,丹参 20g,川芎 15g。

7 剂,水煎服,1 日 1 剂,日 3 服。

三诊(2012 年 2 月 22 日):2012 年 2 月 20 日查:血肌酐:108.8μmol/L,血红蛋白:104g/L,红细胞:3.67×10^{12}/L,血小板:66×10^9/L,白细胞:2.56×10^9/L,诸证较前减轻。

辨治:肺肾虚损,可加重补气补阳之味。

处方:

黄芪 70g,炒白术 20g,防风 20g,水蛭 10g,虻虫 5g,酒大黄 15g,桃仁 15g,制附片^{先煎50分钟}20g,生地黄 20g,山茱萸 15g,山药 30g,土茯苓 40g,车前仁 15g,牡丹皮 15g,枸杞 15g,淫羊藿 30g,党参 30g。

7 剂,水煎服,1 日 1 剂,1 日 3 次。

四诊(2012 年 3 月 14 日):未诉特殊不适,诸症减轻。舌淡红,苔薄黄,脉沉。

辨治:肺肾虚损,载气之血已复,瘀去未尽,故增强补益而稍减攻伐。

处方:

北黄芪 70g,炒白术 20g,防风 20g,水蛭 5g,蟅虫 5g,桃仁 10g,酒大黄 10g,红参片 15g,党参 30g,制附片^{先煎50分钟}20g,淫羊藿 30g,生地黄 15g,山茱萸 15g,山药 30g,牡丹皮 15g,土茯苓 40g,车前仁 10g,丹参 15g,乌梅 15g,炒稻芽 20g。

7剂,水煎服,1日1剂,1日3次。

随访至今,患者病情平稳。

按:中医认为肾阳亏损,膀胱气化不利,水液不化则尿少,溢于肌表则肿胀,留于腹中则腹胀等;肾阳不能温煦,则腰膝酸软,畏寒肢冷等。肺虚不能固表,故自汗畏风,易于感冒。本案患者见下肢肿胀,小便痛,夜尿频多,为肾阳不足、膀胱气化不利之候;畏寒、易感外邪为肺气虚之征;舌边瘀条为瘀血之象。因此,辨为肺肾虚损,气化不利,瘀水内留之阴水。郭老在治疗上仍选用温肾补气,破瘀利水之法,方用玉屏风散、抵当汤和肾气丸合方化裁治疗。

本案之奇,在于水血同治。观本案,患者仅有舌边有瘀条一症为瘀征,郭老却认定为瘀证,究其原因,一者《金匮要略》言:"少阴脉沉而滑,沉则在里,滑则为实,沉滑相搏,血结胞门,其藏不泻,经络不通,名曰血分";二为如叶天士所说"久病入络"。在治疗过程中,也得到佐证。郭老选用缓攻之抵当丸后,患者出现"大便结燥,口鼻干燥,舌质淡红,胖大边有齿痕,苔薄白"之候,乍看大便结燥,口鼻干燥等为津液匮乏之象,但舌胖大有齿痕可知患者非为津液受损,而是气化不利,津液不能上潮,清窍失养所致,而其根本是瘀血阻络,气化不利。故郭老守方加减,去健脾燥湿之茯苓,加甘寒入肝之土茯苓入络搜毒,《本草正义》言其"利湿去热,能入络,搜剔湿热之蕴毒",酌加丹参、川芎等养血行血之品,使气血和畅而取效。

60. 小柴胡汤加味治疗阵发性睡眠性血红蛋白尿案

何某,男,31岁,居民,初诊时间:2010年4月8日。

主诉:反复目睛发黄,小便酱油色5年余。

病史:患者诉5年前因感冒后出现面色、目睛发黄,小便呈酱油色,疲乏殊甚,乃入住某省级西医院,经血液、骨髓等多种检查,确诊为"阵发性睡眠性血红蛋白尿",用强的松等支持疗法,缓解后出院。不到一周又复发,乃入住华西医科大学附属医院,经检查,诊断无异议,肝脾不大,排除"再障",仍以激素滴注及环孢素等支持疗法而缓解出院。此后频繁复发,先后求诊于多家医院,诊断结果相同。且肝功能已有损伤,黄疸(目黄、面黄、小便黄)持续存在,贫血始终未得以纠正。乃转求中医治疗,以其黄疸很重,认为脾湿内盛,用藿朴夏苓汤加减治疗,服药多剂后,黄疸减轻,肝功也有好转,但严重贫血未能改善。改投大剂量补气血方药(人参、当归、黄芪、熟地等)兼利湿,引起黄疸发作更频繁,贫血更甚。患者复求治于西医院,进行输血及其他支持疗法。西医院建议进行骨髓移植术,以免病情恶化。患者对骨髓移植犹豫不决,情绪异常悲观。住院期间经病友谈及并介绍而主动出院前来就诊。

现症:自诉目前每月仍发作二三次,目睛发黄持续存在,小便呈深黄色,2日前开始出现小便酱油色,疲乏无力。口苦,咽干,头眩,耳鸣,心悸气短,腰腿酸软,饮食一般,大便稀溏,无发热。察其形体中等,精神萎靡,情绪低落,面色萎黄无华,目睛黄染,舌质红苔黄厚滑腻,脉滑数。

辨治:少阳三焦湿热蕴结,枢机不利,开合失序,久之气血耗损之证。治当和解少阳,调节枢机,清利湿热,畅利三焦治之。以小柴胡汤、茵陈蒿汤化裁与服。

处方:

柴胡15g,黄芩15g,法半夏10g,党参20g,生姜15g,大枣10g,生甘草6g,茵陈30g,栀子15g,炒稻芽20g。

7剂,1日1剂,水煎2次,日3服。

嘱忌辛辣酸腥食物,保持情绪平稳,勿过劳,服中药即停服西药。

二诊(2010年4月15日):患者陈述,上方服毕7剂,自觉精神好转,小便颜色变浅未出现酱油色,口苦咽干等症状也有缓解,感到方药对路。察其神情喜悦,信心倍增,仍有目睛黄染,眠食如前。察其舌苔仍黄厚滑腻,脉滑数。上方分消湿热,畅利三焦力量不足。今寒温合法,用小柴胡汤与甘露消毒丹化裁与服。

处方:

柴胡15g,黄芩15g,法半夏15g,党参20g,生姜10g,大枣10g,生甘草6g,茵陈40g,藿香15g,白豆蔻10g,连翘10g。

7剂,煎服法与禁忌同前。

三诊(2010年4月29日):自觉更有好转,小便颜色变浅,面目黄色减退,眠食均可。自服中药以来即停西药,未出现酱油色尿。察其舌苔淡黄润泽,脉滑略数。效不更方,继续二诊方加神曲15g与服。

后记:患者从2010年4月至6月,每周复诊一次,由频发(1月1~4次)而偶发(间隔2月或以上1次),以后半月、一月、半年来复诊一次,所服方药均循寒温合法,用小柴胡汤加芳化清利湿热之品,或合用四物汤养血生血,或因易感冒合用玉屏风,1日1剂,或2日1剂。直至2012年3月5日前来复诊,自觉一切正常,查血常规正常。自诉过程中有时断续服药,已一年多未复发,体力渐复,自感精力充沛,正在筹划创业。并诉近日于初诊医院复查,巧遇其主管医生,惊讶其貌若常人,疑其已行骨髓移植,并细问其治疗史,并嘱勿服中药,因中药成分不明云云。患者搪塞,未作具体回答。2012年5月9日,患者来电话称,今日查血各项正常,已近两年未复发。

按:本案患者属气血不足之体,复受湿热郁阻少阳三焦之证。三焦湿郁,少阳相火郁久而成壮火,故见口苦、咽干、目眩等症。湿浊上蒙,肺失宣化,郁而生热,故白睛黄染,神识被蒙,故情绪低落;湿浊阻滞中焦,故可见脘闷,苔黄厚腻,纳差便溏;湿浊下流,膀胱不能气化,津液水湿俱下,故小便如酱油色,湿邪阻滞,阳气不宣,故腰腿酸软。气短,疲乏无力,心悸,显属于气血不足。前医以藿朴夏苓汤加减微苦辛凉淡开泄之法以达归于肺而取效,但湿浊未去,即加用益气养血之品,使气机阻滞,故症加重。

胆,清净之腑,肝藏血。肝胆受到邪气侵袭,枢机不利,胆汁不循常道则外溢,肝不藏血则血自出。郭老以小柴胡汤合茵陈蒿汤加减,既益气健脾顾正,又以柴胡、黄芩和解枢机领邪外出,黄芩、法半夏、生姜苦辛升降分解湿热,茵陈蒿、栀子清热除湿利尿以除湿邪。大枣甘温,在此并无滋腻碍脾之弊,而有和胃护正之实。故郭老守此方法,或加重除湿之力,或重用健脾之品,湿浊缓缓得去,遂根据证候加用四物、玉屏风散而获效。俾三焦通利,则上焦得开,中焦得运,下焦得化,一身湿热浊邪尽皆得去,脏腑功能恢复,则气血生化有源,故形气渐充,身体日健。

61. 和解少阳治疗尿血案

廖某,女,48岁,2013年3月25日初诊。

主诉:反复尿血5年余。

病史:患者自述5年前感冒后出现小便呈茶色,多泡沫,且伴尿频尿急等症。遂于当地某医院门诊就诊,诊断为"尿路感染",西医予输注抗生素治疗数日后效果不显。故来成都中医药大学寻求中医诊治,诊为"淋证",服中药半月后上述症状缓解。但停药后尿血、尿频、尿急等症状间断出现,患者认为症状轻微,并未在意,故未继续治疗。2013年2月初,患者突然出现剧烈腰痛,随即又出现尿血,血色呈洗肉水样,为全程性血尿,夹杂3寸长血丝及米粒大小血块,当时未取尿液中血块做病检。患者遂于绵竹市人民医院就诊,以"血尿待查"收住入院治疗。血常规检查结果示:红细胞 2.76×10^9/L;尿常规检查结果示:红细胞 20~25(0~2),隐血 2+;腹部B超示:左侧肾盂积水,输尿管狭窄;其余检查无异常。医院予以抗炎、止血、利尿、解痉等对症治疗,患者血尿症状好转后出院,但尿血原因一直未查明。

现症:每腰痛发作,则出现全程血尿,血色鲜红,夹杂有血丝血块,无尿频、尿急、尿痛等症状,但下腹部时有隐痛。患者表情痛苦,情绪激动,口干苦,舌质淡边有齿痕,苔黄而略干,脉沉细弱。

辨治:患者情绪激动,为肝疏泄太过,故尿血不止,有血必有瘀,故下腹隐痛,瘀久化热,则表现为口干苦,苔黄而干也。拟以疏肝清热,活血化瘀为治。方用丹柏四逆散加减。

处方:

牡丹皮15g,黄柏20g,柴胡15g,枳壳15g,白芍15g,延胡索20g,白花蛇舌草30g,车前子20g,川牛膝20g,炙甘草3g。

7剂,水煎服,1日1剂,1日3次。

二诊(2013年4月1日):患者诉服上方7剂后腰痛症状稍减轻,但尿血仍存在,血色鲜红,有较多泡沫,夹有条索状血丝,无尿痛。现症见头晕,腰膝酸软,口干口苦,苔薄黄而干,脉沉细。

辨治:上方着重从疏肝解郁入手而疗效不明显,此时患者表现为一派阴虚阳亢、血热妄行之症状,故改弦更张,选用滋阴凉血清热之法。方用知柏地黄丸加减。

处方:

知母15g,黄柏15g,车前子15g,川牛膝15g,乌梅15g,生地15g,

山药 20g,牡丹皮 15g,茯苓 15g,山茱萸 15g,白茅根 30g。

7 剂,水煎服,1 日 1 剂,1 日 3 次。

三诊(2013 年 4 月 22 日):服上方 20 剂后效果依旧不明显,每日小便均带血,色鲜红,唯小便中夹杂的条索状血丝较前变细,劳累后尿血加重,头晕目眩,两胁胀痛,腰膝酸软,焦躁不安,自觉心空悬,口苦咽干,苔薄黄而干,脉细弱。

辨治:患者服上两方已近月余,而尿血症状依旧,患者情绪焦躁不安,表情痛苦。郭老思索良久,考虑此患病机复杂而疗效不佳,结合患者口苦咽干目眩两胁胀满不适等症状,小柴胡汤证已具,当用之无疑。郭老嘱患者,再服此方数剂,尿血必当好转。

处方:

柴胡 15g,法半夏 15g,党参 30g,黄芩 15g,生姜 10g,大枣 15g,炙甘草 5g,乌梅 20g。

7 剂,水煎服,1 日 1 剂,1 日 3 次。

四诊(2013 年 5 月 20 日):患者满面春风,诉服上方 3 剂后肉眼观察小便已由鲜红开始变淡。自行再服 4 剂,观察小便已与正常无异,尿中无血块及其他异常,精力较前好转,唯仍时感腰痛。复查尿常规提示:隐血 +,其余无异常。现仍口干口苦,头昏,往来寒热,最近一周汗多,专门准备一块手帕擦汗。白天咳嗽较甚,痰多色黄。苔黄而干,脉细数。

辨治:患者继服小柴胡汤后尿血明显好转,为方药对症,现柴胡汤证仍在,本应守法守方。但患者近期出现咳嗽咳痰等外感痰热症状,本着"凡有外感先治感"的原则,先治其痰热,待其咳嗽好转,再转为尿血治疗。书咳嗽痰热方 5 剂,嘱患者服用后再来复诊,近期不宜从事剧烈活动,多注意休息。至此,此病人仍在随访中。

按：郭老认为疾病多是整体与局部的辩证统一，或整体失调而波及局部，局部病变突出而根源在整体，如胃痛、狐惑病等；或由局部病变波及整体，导致整体失调而根源在局部，如痢疾、淋证等；或主要是整体失调，无明显局部病变，如百合病、脏躁病等。中医学强调整体治疗，即通过整体调节促进阴阳平衡，充分调动人体正气的抗病能力，对疾病损伤和局部病变进行修复，这是主要的方面。与此同时，也要妥善处理局部与整体的关系，才能收到良好效果，比如整体失调的症状显著，无明显局部症状者，就立足整体论治，而若整体失调症状显著，局部症状也突出，就须整体与局部兼而治之，如果只有局部症状，无整体失调者，则着眼局部治疗，从而达到既注重整体，又不忽视局部的整体观。

本案患者在此次诊疗前已做过相关检查，局部并未发现明显异常，尿血原因不明。纵观郭老此例病案辨治特点：一是患者一、二诊时小柴胡汤证并不明显，而肝郁脾虚及阴虚阳亢特征明显，故用疏肝解郁，活血化瘀，滋阴降火等方法治疗，而效果不显。及至三诊时已经出现口苦咽干目眩等小柴胡汤证，有是证则用是方。二少阳位居半表半里之间，为人体气血阴阳出入的门户，少阳开阖失序，气机不利，故尿血不止。小柴胡汤为少阳病之主方，既能条畅气机，又能调节开阖。方中有柴芩苦寒清降，又有姜夏辛开散邪，再有参枣炙草之甘补调中，扶清利降各法俱备，寒温并用，升降协调，攻补兼施而能疏利三焦，调达上下，宣通内外，故用之于本证，其效如桴鼓。

此案中郭老不拘泥于尿血局部症状，从大处着眼，紧抓患者三诊时的典型小柴胡汤证少阳枢机不利表现，从和解少阳而愈本病。这与仲景"有柴胡证，但见一证便是，不必悉具"的辨治思路是一致的。

62."肾甦"方治疗慢性肾功衰竭案

李某,男,64 岁,居民,2007 年 7 月 14 日初诊。

主诉:心悸气短 4 年,发现浮肿乏力、肾功能不全半年余。

病史:患者 4 年前确诊"冠心病心绞痛、心律失常,频发早搏",长期服用扩血管、抗心律失常西药,素日自觉体力渐衰,精神渐差,倦怠气短,且极易感冒。半年前因一次外感后出现面目及下肢浮肿,小便减少,经某省级西医医院诊断为慢性肾功衰,服用利尿剂、尿毒清、金水宝等效果不佳,遂来就诊。

现症:下肢浮肿,全身乏力,疲倦懒言,喜睡少动,行动则心累气短,偶有胸痛,饮食乏味,口干苦,大便正常,小便短黄,泡沫甚多,夜尿 3~4 次。舌淡红、苔白而干中有裂纹,脉沉细略滑数,偶有歇止,左右寸尺无力甚。**查体**:形体中等,面白少华,精神萎靡,下肢浮肿,按之凹陷久久不起,扪之温。**实验室检查**:尿素氮 8.5mmol/L,肌酐 177.5μmol/L,尿酸 450μmol/L。多次尿常规检查均查见尿蛋白:+~++。

辨治:肺脾气虚、肾阴亏为本,血瘀浊湿阻滞络道为标。治当补益肺脾之气,兼养肾中阴液,利湿化浊通络。方用"肾甦"方合阴济生加减。

处方:

北黄芪 50g,蝉蜕 10g,黄柏 15g,牡丹皮 15g,生地黄 20g,山茱萸 15g,怀山药 30g,炒白术 20g,茯苓 20g,车前子 15g,川牛膝 15g,石韦 20g,水蛭 10g,丹参 20g,防风 20g,柴胡 10g。

7 剂,1 日 1 剂,浓煎 2 次,将 2 次药液混合后分别于早 9 时、下午 4 时、晚 9 时分 3 次服用。嘱饮食清淡,忌肥甘厚味。西药利尿剂、尿毒清、金水宝随证情缓解逐渐减量至停服。

二诊(2007年8月16日):患者服上方共26剂,服药2剂时即停服尿毒清,服药4剂时即停服利尿剂、金水宝。现症:浮肿尽消,自觉身体轻快舒适,乏力、心累气短减轻,每晚夜尿2次,尿中未见泡沫,面色较前红润,舌淡红、苔薄白,脉沉细滑,左右尺寸较有力,未见歇止。实验室检查:尿素氮6.2mmol/L,肌酐112.5μmol/L,尿酸400μmol/L,尿常规:正常。证情缓解,宗法守方,上方两天1剂,其中水蛭一味服10剂停10剂,以川红花10g代之。患者坚持服药,2008年1月23日复查肾功能,各项指标均在正常范围,病情稳定。

按:"肾甦"方是郭老多年临床自拟的适用于慢性肾小球肾炎、慢性肾功衰(早中期)、肾病综合征等所致肾功能不全、蛋白尿,证属肺脾肾三脏气虚,湿滞络阻精失者,功能益肺健脾,补肾固精,除湿通络。方中重用黄芪既可益肺脾之气,又可固表实卫,配防风祛邪防止外邪入侵,还能有效防止患者因外感而加重病情。白术甘温,合黄芪增加益气健脾之力,合防风祛风除湿,可有效缓解蛋白尿患者小便"风泡沫"的症状。郭老认为尿中多泡沫,不仅是精微物质外泄之征,也与风邪内干有关。山药健脾、除湿、补气、益肺、固肾、益精,一药可兼治三脏,且具固精作用,可有效防止蛋白丢失,合白术除湿,还可消水湿停滞之虞。"久病入络",佐活血之品,而内脏之脉络瘀阻,非虫类搜剔难以深入,故用水蛭、蝉蜕破血通络;且蝉蜕祛风,还能合防风强化祛散风邪之力以更好地消除尿中泡沫。而柴胡一味,能升能散,擅调枢机,能促进气血畅达,有易于脏腑功能恢复。如李东垣在《脾胃论》中述:"胆者,少阳春生之气,春气升则万化安。"《黄帝内经素问集注》也曰:"胆主甲子,为五运六气之首,胆气升则十一脏腑之气皆升。"

此外,若症见不任风寒,极易感冒,畏寒怕冷,面白少华,腰痛发凉,四肢不温,口淡不渴,夜尿清长,舌淡有齿痕,脉沉细,属肺肾阳虚者,合郭老自拟"阳济生方";若见面红唇赤,口苦咽干,心烦易怒,小便短赤,腰膝酸软,手足心热,皮肤干燥,舌红,脉细数,属肝肾阴虚者,合郭老自拟"阴济生方"。

附:阳济生方:北黄芪50~90g,制附片^(先煎60分钟)20g,淫羊藿30g,生地15g,山茱萸15g,山药30g,白术20g,茯苓20g,川牛膝15g,水蛭5~10g,丹皮10g,车前子10g,石韦20g,防风20g。

阴济生方:北黄芪50~90g,黄柏15g,知母15g,生地20g,山药20g,山茱萸15g,川牛膝15g,水蛭5~10g,丹皮10g,车前子10g,石韦20g,防风20g,白术20g,茯苓20g。

63. 活血化瘀法治疗无尿意案

李某,男,25岁,职员,初诊时间:2009年9月13日。

主诉:无尿意、小便不畅5年。

病史:5年前,因高中阶段学习紧张,经常憋尿,日久小便不能排出,且无尿意。经华西医院检查诊断为"神经源性膀胱",给予常规方法治疗后,能使小便排出,但无尿意。5年来,多方求治,输注黄芪注射液,服用金匮肾气丸、补中益气浓缩丸等药物,症状无明显改善,慕名前来求治。

现症:无尿意,需自行定时解小便,排尿不畅,但每日小便总量正常,无尿频、尿急、尿痛,无四肢浮肿、腰酸无力,微畏寒,性生活较差,便秘。察其情绪低落,形体偏瘦,面色少华,腹部平坦,压痛(-),舌苔黄厚腻,诊其脉沉细涩,寸弱。

辨治:心气郁结,湿热瘀阻,病久已有耗气伤阳之征。拟用调降心气、清热化湿、活血行瘀法治之,桃红四物汤合四妙散加减。

处方:

黄芪 40g,黄柏 18g,苍术 15g,薏苡仁 30g,川牛膝 20g,水蛭 6g,桃仁 15g,红花 10g,车前草 15g,石菖蒲 15g,降香 15g,赤芍 15g,茯苓 15g,炒稻芽 20g。

7 剂,每日 1 剂,水煎 500ml,日 3 服。

二诊(2009 年 9 月 20 日):上方 7 剂后,小便较通畅,小便前有腹胀感,便秘,腰酸,舌苔褪去,苔根部微黄腻,脉滑。

辨治:湿热渐去,瘀滞未尽,原方加减。

处方:

黄柏 15g,苍术 15g,石菖蒲 15g,薏苡仁 30g 桃仁 15g,红花 12g,赤芍 20g,归尾 15g,琥珀 10g,川牛膝 20g,车前仁 15g。

7 剂,每日 1 剂,水煎 500ml,日 3 服。

1 月后,电话随访,患者药后有尿意,诸症改善。

按:中医认为,尿的生成是由脾气"散精",肺气"通调"和肾的"气化"作用而生成,并存于膀胱。尿的排出则与心相关,正如郑钦安所说:"夫精窍与尿窍有别,尿窍易启,只要心气下降,即开而溺出。"(《医理传真》)本案病人尿量正常,表明尿的生成过程正常,肺脾肾功能无明显损害。其无尿意是心气不降之明证。心气不降则尿窍不开启,虽膀胱有尿而无意排出。究其致之由,皆因高中学习紧张,心之气血耗伤,兼之思虑太过,气结血瘀湿阻,心气不能下降以成既济之用,故尿窍不能正常开启而无尿意,正如《内经》所言:"所以任物者谓之心",心气被湿瘀所遏,失其为用之能,故见症如此。因此,郭老以清利气分之湿的四妙散和专理血分瘀滞的桃红四物汤加减,又佐入石菖蒲化痰开窍,黄芪补心气、利小便,诸药合用瘀清湿祛,气畅血和,心气得开,心用如常,故首服7剂即渐有尿意,后在此基础上加减续服而收全效。

值得一提的是,郭老临证全在辨证论治上功夫,倡导整体与局部辨证的统一,并强调整体辨证在治疗中的意义。此案即是明证。无尿意,医家多从肾与膀胱中寻找治疗依据,但郭老并不定执于此,最后从舌色脉症中将此无尿意的原因定位在心,因"心主神明",湿浊瘀血阻滞,神明不能为用,所以不能产生尿意的感觉。可见临床辨证需活泼泼的,且勿妄执定见,丢失辨证的精神。

64. 桃核承气汤治疗尿路感染案

胡某,男,33岁,初诊时间:1998年7月15日。

主诉:反复尿频、尿急2年,加重10天。

病史:自诉2年前突发尿频尿急,西医诊为"尿路感染",用抗生素治疗而缓解。此后反复发作数次,均以抗生素加中药而好转,似未根治,常有轻度腰胀痛及小腹不适感。10天前再度复发,住市某医院诊治,尿常规、尿培养及B超检查均正常,并排除前列腺炎症。膀胱镜提示:膀胱三角区炎。曾用抗生素和中药石韦散、知柏地黄丸和金钱草等,效果不明显,前来求治。

现症:现小腹连及尿道有急胀烧灼之感,颇为痛苦。小便频急,尿色清,大便干结难解。口苦口干,但身无寒热。察其形体偏瘦,面色萎黄,痛苦病容。舌上有瘀点,苔薄黄而干,脉沉细。此为病久入络,瘀久化热,瘀热积于膀胱所形成之膀胱蓄血证。六腑以通为用,故以通下逐瘀法治之,方拟桃核承气汤加减。

处方:

桃仁 15g,大黄 6g,桂枝 12g,丹皮 15g,车前仁 5g,枳壳 15g,生甘草 6g,赤芍 15g。

3 剂,水煎,1 日 1 剂,1 日 3 次。

二诊(1998 年 7 月 19 日):自诉大便通畅,每日泻下 3~4 次,自觉舒畅。下腹及尿道胀、烧灼,尿频急及腰痛均已消失。尚有疲乏之感。舌干少津,瘀点色淡,脉沉弱,是瘀热去而气阴伤。唯恐余邪残留,嘱上方再服 2 剂后,改以知柏地黄丸善后。

随访半年,未复发。

按:据郭老经验,以少腹急结为主症的膀胱三角区病变,多属《伤寒论》膀胱蓄血证范畴,且多瘀久化热为患。此种情况,抗生素或中药清热利湿之剂,往往效果不佳。因其往往病久,络脉瘀滞,故用通下瘀热,凉血活血法,以祛除络中瘀热,则收效显著。郭老认为,膀胱蓄血与膀胱湿热之辨别在于小便清与黄。该患者虽有小便频急但尿色清白,若是膀胱湿热则多有尿色黄赤之象,加之舌上瘀点,进一步证明有病久入络,血脉瘀滞之理。瘀热积于膀胱,气化不利,故见小腹连及尿道急结烧灼等症状。下焦瘀热甚,不唯影响膀胱气化,而且影响腑气通降,故其大便干结。六腑以通为用,自当以通下逐瘀为法。

方中大黄苦寒泄热,通下逐瘀,为涤荡下焦瘀热之要药;桃仁辛润,破血逐瘀,擅解小腹急结;用桂枝之辛通而不在解外,因辛能行气,气行血行,以助桃仁破血以清除络中瘀滞之用;而枳壳行气,则是助大黄推荡之功;赤芍、丹皮凉血活血,擅清血中瘀热;车前仁擅利血中邪热;生甘草具宣火解毒之义。药味不多,针对性强,旨在抓住久病入络之病机,祛除络中瘀热,故收效显著。

（七）内分泌系统疾病

65. 三黄石膏汤加味治疗代谢综合征

吴某,男,54 岁,居民,初诊时间:2001 年 10 月 18 日。

主诉:头昏、口渴多年,加重 1 月余。

病史:患者因事务繁忙,对长期存在的睡眠差、头昏、口渴等症未予重视。1 月前上述症状加重,于华西医大附一院做全面检查时发现血压、血糖、血脂、血黏度、体重皆偏高,伴脂肪肝。患者认为西药副作用太大,且需终身服药,治标不治本,故特请中医诊治,以免将这些病带入老年期。

现症:眠差,头昏,项强,口渴多饮,口苦,晨起咳痰 1~2 口,心烦,易怒。工作甚忙,食欲佳,喜肥甘,好烟酒,抽烟约 2 包 / 日,喝啤酒 1~2 瓶 / 日,下蹲或坐矮凳即觉呼吸困难。大便量次正常但臭秽,小便可。察其形体肥胖,腹部膨隆,面色红光,口唇红干,性情急躁,语言偏激,舌质红、苔中黄干边白滑,脉弦滑而略数有力。检查报告示:空腹血糖 13.0mmol/L;甘油三酯 5.2mmol/L;全血黏度中度增高。患者每天自测血压约在 150~165/95~105mmHg 之间。

辨治:本案乃肝阳上亢夹痰浊瘀滞化热伤津之证,显然由长期工作紧张,且嗜食肥甘厚味太过所致。病人中年,禀赋深厚,只要谨遵医嘱,综合治疗,持之以恒,是可以治愈的。拟定下述治疗方案:

（1）饮食疗法:戒绝烟酒糖,饮食清淡,远肥甘厚味,每天食盐不超过 6g,主食不超过 6 两,多吃绿色蔬菜。

（2）生活习惯:坚持每天力所能及的体育锻炼,保持至少 6 小时以上的睡眠时间,不熬夜,注意劳逸结合。

(3)情志疗法:情绪放松,或"外紧内松",记住"凡事看轻点,遇事慢半拍",不着急习以成性。

(4)药物调养:以滋养肝阴清泄肝火,除痰化瘀法治之。汤剂用三黄石膏汤加味,丸剂予杞菊地黄丸与服。

处方:

(1)黄连 10g,黄芩 20g,黄柏 15g,石膏 40g,丹参 20g,葛根 30g,地龙 15g,决明子 15g,泽泻 15g,法半夏 10g,牛膝 15g。日 1 剂,浓煎分 3 次服(其中 1 次睡前半小时服),服 7 剂。

(2)杞菊地黄丸(浓缩丸):每次 8 粒,1 日 3 次,或照说明书服用。

复诊(2002 年 1 月 9 日):患者服上方每间隔 1 周复诊 1 次,服药半月血压趋于正常,头昏、睡眠等症状改善,乃有信心。在其妻子的监督下,戒绝了烟酒糖,服药 2 月余(均以上方为基础,或酌加菊花、山楂、钩藤、谷芽、青木香等 1~2 味),日前去原医院检查,血脂、血糖均正常,自查血压也正常。唯体重未明显减轻,腰围仍超标,其妻子诉:除戒烟酒糖外,前述(1)(2)(3)条的要求未全做到。乃以鼓励之言引导,并于上方中去生石膏、地龙,加大黄 3~5g(以保持每日大便 3 次左右为度),山楂 15g,荷叶 15g,谷芽 30g。

三诊(2003 年 1 月 6 日):患者坚持执行上述治疗方案,除戒绝烟酒糖外,每天坚持 1 小时室外散步或其他锻炼,双休日驱车由妻子陪伴去青城山登山锻炼,且按时作息,每日 1 剂汤药,由其妻亲自煎熬按时与服。日前去原医院做血糖、血脂、血液流变学复查,各项指标均正常,自查血压一直正常,体重由 85.5kg 减至 71kg,腹部肥胖明显减退,精力充沛。患者感谢有加,谓其已服药 100 多剂,嘱其停服汤药,继续服用杞菊地黄丸,随时自查血压做好记录,保持所嘱生活方式,3月后复查一次血糖、血脂及血流变。

后记:患者同年3月20日复诊,自述已停药1月余,复查上述各项指标均正常。

按:郭老认为,通常代谢综合征多由平素嗜食厚味,缺乏锻炼所致。味厚之品食久,肠腑多积湿生痰,如《素问·痹论》云:"饮食自倍,肠胃乃伤。"痰湿食浊邪壅滞日久,既可生热化火,又能凝滞气血。而临床在代谢综合征的治疗中,郭老主张从"浊火"论治。"浊"字之义有二,一是秽浊之物,如痰湿食气瘀血邪气,二是浑浊不清,即言上述浊邪混处气血之中,常能使人气血不得清利,浊邪壅塞。而"火"则指此类证候多有郁热内存,不可忽视。所以治疗代谢综合征,郭老常侧重于分析邪气之之在气在血,以及有形邪气的类别。如本案患者口苦苔黄、腹膨便臭、脉滑有力,显属食痰食气阻滞肠腑,蕴而生热,故见口苦、渴饮。浊火积滞肠腑,邪热杀谷,故纳食尚可,甚至可表现出食欲亢进,气不宣通,卫阳之气不得顺降,故眠差多梦。阳明热气燎面,故面色红光、口唇干红,邪热扰心故心烦易怒,浊邪阻滞,清阳不升故头晕乏力。身僵项强,多有阳气阻滞,不能通利所致。而"浊火"阻滞,检查多能看到血压、血糖、血脂等的升高。形成此类证候的原因全在于浊邪阻滞肠腑,气血不得宣通而然。浊火阻滞胃肠,既可兼少阳三焦之证,如口苦、咽干、目眩之谓,亦可兼厥阴风木之证,如头痛、痉厥、中风等。而所以发少阳三焦之证,还是厥阴风木之证,关键在于肝肾是否有亏损,如薛生白《湿热条辨》说:"若肝肾素优,并无里热者,火热安能招引肝风。"本案患者年届五旬,肝肾少损,肝阳升腾,故郭老以杞菊地黄丸以养肝肾,再用三黄石膏汤直折火势,法半夏化痰,泽泻除湿,丹参活血,葛根舒经,地龙通络,决明子、牛膝平肝。诸药合用,既补脏腑之虚,又泄浊火内郁,故能奏功。另,郭老认为代谢综合征得之于饮食劳逸失其常度,故常常告诫患者即刻纠正不良生活习惯,食饮主以清淡,所谓"胃肠茹素,邪自不容",适当锻炼以养阳气来复。贵在坚持,日久可奏殊功。

66. 右归丸加味治疗甲状腺功能减退案

张某,女,32 岁,居民,初诊时间:2004 年 8 月 6 日。

主诉:发现甲状腺功能减退 6 年余,不孕 3 年余。

病史:患者于 1998 年因特别怕冷,疲倦嗜睡等症状,在某省级医院诊断为"甲状腺功能减退",一直服用"优甲乐"替代疗法。夫妻同居未避孕但未孕已 3 年,目前月经已停数月,但日前去医院妇科检查排除怀孕而来求治于中医。

现症:患者自述患病以来,畏寒怕冷,四肢不温,入夜尤甚,且易感冒,神疲嗜睡,记忆减退,月经已停 4 月余,口中和,眠食可,二便调。察其形体适中,呼吸平匀,精神困顿,神怯懒言,面白少华,眼睑、面部及四肢浮肿,按之无凹陷,舌质淡苔白,脉沉迟而弱。

辨治:此为命门火衰,肺心肾阳气不振,冲任亏虚所致。治以补元精,温元阳,调冲任。方用右归丸加味治之。

处方:

制附片^{先煎}20g,肉桂 10g,鹿角胶 15g,炒杜仲 15g,菟丝子 15g,山茱萸 15g,枸杞子 15g,当归 15g,熟地 20g,山药 20g,肉苁蓉 20g,北黄芪 40g。

7 剂,每日 1 剂,每剂煎 2 次,两次药液混合,分早中晚 3 次服。

二诊(2004 年 8 月 15 日):见患者面色红润不浮肿,神情愉悦,言语有力,自述服药 7 剂后,倦怠懒言嗜睡症状消失,畏寒怕冷缓解明显,故今日前来复诊。查其舌象,见舌质淡苔白,脉沉细。守法守方再服原方10剂,同时另给鹿茸100g、冬虫夏草100g、龟胶300g,碾碎,每日清晨取鹿茸5g、冬虫夏草5g、龟胶10g混匀,蒸蛋服用。嘱服鹿茸期间,忌食青菜、萝卜,以免降低疗效。

11月中旬患者再次前来,告知自上次就诊后,坚持服药,10剂后月经来潮,11月初因月经停闭前去妇科就诊,方知怀孕。

附记:2006年初电话追访,患者生育一子,发育良好。患者述身体状况良好,每月月经按时来潮,量色质均正常。

按:肾之阴阳为一身阴阳的根本,如张景岳说:"五脏之阳,非此不能发;五脏之阴,此非不能滋。"本案患者为肾精亏损,阴阳俱虚之候,故表现出一身脏腑经络皆失温养的证候。阳气虚,则畏寒、肢冷,神疲嗜睡,少气懒言;阴血虚,则记忆减退,面白无华,月经量少,甚至闭经不孕。治疗需峻补肾中阴阳,郭老以右归丸合龟鹿二仙胶加味治疗,取得良好疗效。右归丸方中制附片辛热,性走不守,温阳最速;肉桂引火归元,鹿角胶为血肉有情之品,温阳而不伤阴,三药合用,动静兼施,温而不燥;熟地黄温肾益髓填精,山茱萸养肝滋阴、山药补诸脏之阴,枸杞滋阴养血,取"阴中求阳"之义也;当归补血养血,肉苁蓉温阳填精,黄芪养气,盖气能生阴之故也。诸药合用,共奏补原精,温原阳,调冲任之功也。正合《内经》"形不足者,温之以气;精不足者,补之以味"。龟鹿二仙胶加冬虫夏草均为血肉有情之品,功能补益精血,正如叶天士说:"夫精血皆有形,以草木无情之物为补益,声气必不相应……余以柔剂阳药,通奇脉不滞,且血肉有情,栽培身内之精血。但王道无近功,多用自有益。"(《临证指南医案·虚劳》)

（八）五官疾病

67. 通窍活血法治疗外伤后鼻不闻香臭案

白某,女,46岁,居民,初诊时间:2010年5月4日。

主诉:嗅觉失灵2月余。

病史:自诉2月前头部被硬物碰伤出血,去医院缝合手术后,约有四五日自觉轻度头晕头痛,未经治疗逐渐缓解,唯嗅觉失灵一直到现在没有恢复,经人介绍前来门诊。

现症:嗅觉失灵,无鼻塞,口中和,饮食香,睡眠佳,二便调。察其形体中等,神情清爽,呼吸平匀,舌正,脉平。

辨治:外伤金刃,瘀血内阻,闭阻窍道,故致肺气失和而不辨香臭也。通窍活血,内治与外治结合治之。

处方:

（1）煎服方:

桃仁15g,红花15g,川芎15g,赤芍15g,生姜15g,葱白15g,红枣15g,石菖蒲10g,辛夷10g。

4剂,1日1剂,水煎服,日3服。

（2）鼻嗅方:麝香0.1g,细辛3g,白芷5g,牙皂3g,小茴香5g,八角5g,石菖蒲5g。后6味捣碎研细末与麝香混合置瓶中,瓶口以纱布封之,加盖密封。用时打开瓶盖,以鼻接近瓶口闻之,日三四次。

二诊(2010年5月15日):病者自诉可以臭出香气了,乃以藏香与闻之探试,病者谓"很香"。肺窍已通,不必服药,嘱其一周内每日闻"开窍粉"一两次以巩固疗效。

附记:此后,随访疗效巩固。

按:鼻为肺之窍,赖肺气宣发津气以滋养则功能如常,如《黄帝内经》云:"肺气通于鼻,肺和则鼻能知臭香矣。"患者因头部外伤引起血脉瘀滞,肺气不利,津气不布,窍道受阻,以致嗅觉失司,故不闻香臭。郭老以王清任通窍活血汤加减内服以化瘀通窍,外治法辛香流气之品通窍,故一举中的而愈,可堪妙法!

方中桃仁、红花活血化瘀,川芎活血养血,并可引药上行至头;赤芍活血凉血,石菖蒲芳香宣化,以其辛通窍道;辛夷专通鼻窍,与川芎合用尤佳,故《本草经集注》言其"芎䓖为之使";生姜、葱白之辛散助石菖蒲、辛夷开窍之功,并能合大枣健脾气,培土生金之意也,诸药合用,共奏通窍活血,培土生金之效也。

68. 杞菊地黄丸加减治疗麻痹性斜视案

杨某,男,54岁,居民,初诊:2012年9月16日。

主诉:右侧头痛、眩晕伴复视1月余。

病史:1月前无明显诱因突然出现右侧头痛,右眼球转动不灵活,眼睑开阖不全,复视,于是去某医院检查,颅脑MRI报告示:"右侧额部少许出血灶,头颅未见其他异常"。患者陈述,有高血压,糖尿病病史10余年,一直服西药治疗,目前病情比较稳定。1年前做过眼底出血手术。

现症:患者自述,目前仍右侧头痛,时而眩晕,眼睑开阖不全,复视,腰脊酸软,口干,易怒,二便、眠食尚可。察其形体中等,神情激动,右眼偏向内眦,转动不灵,面红、目红、唇红、舌质红(郭老称为肝阳上亢"四红征"),苔薄黄而干,脉弦滑略数。

辨治:火形之体,肾虚肝旺,水不涵木,肝阳上亢,以致肝风内动,夹痰瘀阻滞络道所致。当滋水涵木,平肝息风,兼豁痰通瘀治之。予杞菊地黄丸加减。

处方:

枸杞 15g,野菊花 30g,生地 15g,山药 20g,山茱萸 15g,茯苓 15g,泽泻 15g,牡丹皮 15g,羌活 15g,防风 15g,荆芥 15g,僵蚕 15g,川芎 10g,胆南星^{先煎20分钟}10g。

6 剂,1 日 1 剂,水煎服,日 3 服。

嘱其降糖、降压西药照常服。

二诊(2012 年 9 月 23 日):自诉上方服后,效果明显,头不痛,腰脊酸软明显减轻,右眼球转动较灵活,眼睑开阖转佳,仍有半米外复视,半米内视物较实际尺寸偏大。眠食二便均可。察其"四红征"仍在,神情较平和,舌红苔薄黄干,脉弦滑。

辨治:守法守方加用养阴明目之品。

处方:

五味子 10g,麦冬 30g,丹皮 15g,泽泻 15g,山药 20g,山茱萸 15g,茯苓 15g,生地 15g,密蒙花 15g,野菊花 20g,枸杞 15g,荆芥 15g,防风 15g,木贼 10g,羌活 10g,僵蚕 15g,川芎 10g,黄芩 15g。

10 剂,1 日 1 剂,水煎服,日 3 服。

三诊(2012 年 10 月 7 日):自诉复视消失,血压血糖也很稳定,今日特来表示感谢,并求巩固疗效之方。书杞菊地黄丸加密蒙花、石决明与服。

按:本案患者肾水素亏,水不涵木,肝阳化风,升腾莫制,夹痰瘀,壅阻头目诸窍,故见右眼偏向一侧,转动不灵,眩晕,头痛,面红,目赤,舌红苔黄干,脉弦等证。治当滋水涵木,平肝息风,兼豁痰通瘀为法。郭老以杞菊地黄丸加味道治疗,方中枸杞、菊花清肝明目,生地养阴清热,山茱萸补肝阴而柔筋,山药补脾阴,茯苓、泽泻、丹皮渗湿利水凉血;羌活祛风除湿,防风、荆芥祛风,僵蚕祛风化痰,川芎养血活血,胆南星豁痰,诸药合用,共奏滋水涵木、平肝息风,豁痰通瘀之功。待患者眩晕、头痛好转后,郭老即专于养阴明目,故加五味子、麦冬滋阴养血,去胆星之燥,密蒙花、木贼、黄芩清肝热明目。

69. 平肝豁痰通络法治疗舌神经痛案

张某,男,62岁,干部,初诊时间:2000年7月25日。

主诉:舌痛多年。

病史:自诉年多前开始舌体中前部刺痛,呈闪电式刺痛,继之则烧灼样绵绵隐痛,时重时轻,从未中止。曾请中医诊治,认为心火亢盛,用清心泻火之类方药,服后似有减轻,未几日又如原状。本市某市立医院诊断为"舌神经痛",给予维生素、止痛片等服用,初用有效,后来效果不明显。同时,多年的高血压,长期服用西药降压,目前血压比较稳定。

现症:近日舌痛发作频繁、且疼痛较重,眠食二便无异状,察其体型中等,神情偏激,面色红华,营养良好,舌质红有瘀点,苔白润,舌体伸出时蠕蠕而动,脉弦滑。

辨治:舌为心之苗,心血久瘀,夹肝风痰浊,阻滞络道,不通则痛。治当通络化瘀,平肝息风豁痰,方拟三虫通络方(全蝎、僵蚕、地龙)、芍甘汤加味与服。

处方:

全蝎^{洗去盐}10g,僵蚕、地龙、桃仁、红花、丹皮、川芎、钩藤各15g,白芍40g,炙甘草10g。

3剂,1日1剂,水煎服,日3服。

二月后因感冒咳嗽来就诊,陈诉服上方效如桴鼓,1剂痛止,3剂烧灼感若失,虑其复发又自配原方3剂服毕,今已1月多未发生舌痛。嘱其伸舌观察,仍可见其蠕蠕而动之状,不过较以前已减轻颇多。

按:痛症不外虚实两端,或不通则通,抑或不荣则痛。本案患者舌痛经年,且舌红有瘀点苔白润,脉弦滑,显属心血瘀阻,肝风夹痰,气血痹阻为患,当为实证舌痛。故郭老以养阴柔肝,化痰通络为法治疗。方中全蝎平肝息风,通络止痛,僵蚕息风止痛化痰,地龙息风通络,三药皆搜搜遍络中瘀滞;桃仁、红花、丹皮化瘀止痛;钩藤清热平肝,芍药与炙甘草相伍"酸甘化阴",功能养阴柔肝止痛。诸药合用,共奏通络化瘀,平肝息风豁痰之功。

70. 平调阴阳愈顽固口腔溃疡案

吕某,女,43岁,初诊时间:2008年10月13日。

主诉:反复口腔溃疡10年余。

病史:患者反复发作性口腔溃疡十余年,自诉曾多次于外院就诊,服用抗生素类药物效果不佳,也曾多次服用中药治疗,只带部分处方,多为清热泄火药,效果均不显。遂慕名来郭老处就诊。

现症:来时自诉口腔疼痛难忍,进食讲话疼痛加重,述平素畏寒怕冷,较平常人多着衣被,纳眠一般,二便调,察其面色㿠白,口腔两侧内有数个米粒大小溃疡,色白,边缘淡红,不肿。四肢不温,舌质淡,苔薄黄,脉沉细无力,尺脉尤甚。

辨治:郭教授辨证为肾阳虚弱,虚阳上浮;治以引火归元,滋阴潜阳。方用封髓丹合潜阳丹加减。

处方:

黄柏15g,醋制龟板30g,制附片^{先煎去麻}20g,砂仁15g,炙甘草10g,

谷芽 30g,炒白术 20g。

10 剂,水煎服,1 日 1 剂,1 日 3 次。

二诊(2008 年 10 月 27 日):患者连服上药 10 剂后,口腔疼痛症状有所减轻,舌质淡,苔薄白,脉沉细。改用金匮肾气丸加减。

处方:

制附片^{先煎去麻}20g,肉桂 5g,山药 20g,山茱萸 15g,牡丹皮 15g,生地黄 15g,茯苓 15g,泽泻 15g,谷芽 30g。

10 剂,水煎服,1 日 1 剂,1 日 3 次。

再用北细辛 10g 捣细调面粉团敷面部患处。

三诊(2008 年 11 月 10 日):患者服上方十余剂后前来复诊,自诉口干不欲饮,口腔内溃疡热痛,五心烦热,便秘,舌质红苔薄黄腻,脉细数,余无异常,郭教授辨证为阴虚夹湿热,方用甘露饮。

处方:

麦冬 30g,天冬 15g,生地黄 15g,枇杷叶 20g,黄芩 15g,枳壳 15g,石斛 20g,茵陈 20g,甘草梢 10g,竹叶 15g,车前仁 15g,火麻仁 20g。

10 剂,水煎服,1 日 1 剂,1 日 3 次。

即愈,随访 1 年未复发。

按:口腔溃疡一病,病因较复杂,其病因及发病机制尚不明确。中医学认为该病多因邪毒侵袭,脏腑积热,热盛化火,上熏口腔,或热病后伤阴,阴虚无以敛阳,虚火上炎所致。本病大多医者认为或心脾火旺,或阴虚火旺,而多采用苦寒、甘寒之品治疗,或得一时之效,但容易反复。本病实热,虚火固然常见,但其他证候并非没有,火热为常,虚寒为变,本例便是一变证。

患者初诊时,察其面色㿠白,四末不温,畏寒,舌质淡苔薄黄,脉沉细无力,尺脉尤甚,郭老辨为肾阳虚弱,虚阳上浮,故予封髓丹清虚阳上浮之虚火,潜阳丹滋阴潜阳,引火归元,正是阴阳互根,阴生阳长之见证。附子温肾助阳,补命门之火,黄柏清浮火潜阳,砂仁有纳气归肾作用,龟板滋养肾阴,以阴中求阳;白术、谷芽健脾胃,生血化源滋养先天之精气;炙甘草调和诸药。二诊时,内服金匮肾气丸以补肾助阳,外用细辛,因其辛香走窜,可止患处疼痛,又可鼓动肾中真阳之气,助附片温里。三诊时,症状一派阴虚火旺,兼之舌苔薄黄腻,脉细数,当属阴虚夹湿热,故滋阴生津,清热利湿。方中麦冬、天冬、石斛、生地黄以滋阴清热生津,黄芩、茵陈清热利湿,甘草梢、竹叶、枇杷叶清心火除烦。车前仁、火麻仁利水渗湿,润肠通便。

　　本例深刻体现了中医辨证论治的重要性,必须审证求因,司外揣内,正确分析病因病机,勿犯虚虚实实之戒,以免误诊。本例虽为同一患者,同一疾病,但却同病异治,这是辨证论治的具体运用手段,体现中医治疗疾病需灵活辨证论治,切勿循规蹈矩,人云亦云!该病例同时也体现了中医治疗疾病以纠正阴阳失衡为总纲,调和阴阳,补偏救弊,促进机体逐渐达到阴阳平衡的状态,即阴平阳秘,疾病乃愈。

71. 通气散加味治疗神经性耳鸣案

印某,女,58岁,居民,初诊日期:2011年7月8日。

主诉:耳鸣3月余。

病史:3月前患者无明显诱因出现耳鸣,如蝉鸣,反复发作,进行性加重,伴耳部有蒙蔽感,头枕部疼痛,恶冷风,听力无明显影响。遂前来寻求中医治疗。

现症:耳鸣症状如前所述,仍有闭塞感,头枕部疼痛,恶冷风,迎风则头痛加重,出门必戴帽。睡眠差,入睡难。舌红苔白黄干,脉沉。

辨治:此为气火上冲,耳窍闭阻所致。治当理气清热,化痰通络开窍,选方通气散加味。

处方:

石菖蒲 10g,柴胡 15g,制香附 15g,川芎 20g,黄芩 15g,胆南星 10g,全蝎^{洗去盐}10g,合欢皮 30g,葛根 30g,酸枣仁 20g。

6 剂,1 日 1 剂,浓煎,日 3 服。

二诊(2011 年 6 月 15 日):睡眠改善,头痛明显减轻,仍觉耳鸣,耳部有闭塞感,时有心烦,舌红苔薄黄微腻,脉沉。

辨治:辨证同前,病重药轻,故疗效不显,加重通络清火药力。

处方:

柴胡 15g,川芎 20g,制香附 15g,僵蚕 15g,全蝎 10g,地龙 15g,石菖蒲 15g,葛根 30g,白芍 30g,炙甘草 5g,合欢皮 30g,炒酸枣仁 20g,明天麻 15g,法半夏 15g,野菊花 20g。

6 剂,1 日 1 剂,浓煎,日 3 服。

三诊(2011 年 6 月 22 日):头痛明显好转,耳鸣减轻,耳部蒙蔽的症状减轻,心烦明显好转,睡眠明显改善,脉沉。

辨治:同前,加灵磁石、石决明、龙骨、牡蛎等重镇潜阳之品。

处方:

灵磁石 30g,石决明 30g,龙骨 30g,牡蛎 30g,栀子 15g,竹叶 15g,葛根 30g,柴胡 15g,制香附 15g,川芎 20g,石菖蒲 15g,白芍 30g,合欢皮 30g,酸枣仁 20g,黄芩 15g,炙甘草 5g。

6 剂,1 日 1 剂,浓煎,日 3 服。

四诊(2011 年 6 月 29 日):耳鸣有所减轻,时好时坏,仍偶有堵塞感,自觉在空气差的环境中易发作。无头痛,舌红苔白黄,脉细。睡眠佳。

辨治:同前。

处方：

灵磁石 30g，制香附 15g，川芎 20g，柴胡 15g，葛根 30g，石菖蒲 15g，白芍 30g，合欢皮 30g，炒酸枣仁 20g，胆南星 15g，炙甘草 5g。

6 剂，1 日 1 剂，浓煎，日 3 服。

五诊(2011 年 7 月 6 日)：耳鸣程度明显减轻，只是偶有发作，寻求巩固之方。舌红苔薄白，脉细。

辨治：同前，耳为肾窍，正气存内邪不可干，故加用滋肾精之品。

处方：

灵磁石 40g，柴胡 15g，川芎 20g，制香附 20g，葛根 30g，石菖蒲 15g，合欢皮 30g，酸枣仁 20g，黄芩 15g，胆南星 15g，制首乌 30g，熟地 15g，枸杞 15g，炙甘草 5g。

7 剂，1 日 1 剂，浓煎，日 3 服。

按：随着社会生活节奏的加快，工作压力、人际关系、噪音污染等多种因素的影响，神经性耳鸣已成为临床常见病、疑难病。中医认为神经性耳鸣实证多因感受外邪，上犯清窍，或因痰热、肝火，或气滞血瘀所致，虚证则多由于肝肾亏虚，或脾虚气弱，清阳不升，或血虚不能濡养清窍所致。

本案中患者以耳如蝉鸣，头痛为主症前来就诊，伴有耳部闭塞感，此乃清窍闭郁之候，上扰清窍者不外气、火、痰、瘀等，观其舌脉，尚无瘀候，舌红苔黄腻乃是气火之征；耳为肾窍，肾精亏虚，则精不生髓，清窍空虚，则耳鸣难去，郭老在五诊时加入熟地、首乌、枸杞之意在补肾填精，以充耳窍。纵观本案，乃虚实夹杂之证，但病有标本缓急，痰热不除，则难以生精，气火不去，则气难纯博，故郭老先理其气。因其耳部有明显的闭塞感，故加石菖蒲开窍，胆南星清热化痰，全蝎通络止痛，再配合欢皮、酸枣仁养心安神，故二诊即头痛、睡眠得以明显改善,耳鸣也有所减轻;待气机得顺,则后加用灵磁石、石决明、龙骨、牡蛎平肝潜阳之品,取其重镇能静之意,耳鸣减轻更加明显;最后以熟地黄、制首乌、枸杞填精补肾,使髓海化生有源,清窍得养,以补其本虚。

72. 止痉散加味治疗舌边刺痛案

李某,女,54岁,居民,初诊时间:2008年10月12日。

主诉:舌痛、牙痛2年,加重1个月。

病史:2年前清晨刷牙时突然出现舌痛、牙痛,痛如针刺样,持续时间短。由于随后很长一段时间未再发作,未就医治疗。几个月后,又出现类似疼痛。随后每隔数日发作一次,疼痛持续数秒。1年后,疼痛发作较前频繁,持续时间1~2分钟,遂到四川省人民医院就诊,经做脑部CT、MRI及口腔检查后排除器质性病变,后被诊断为"三叉神经痛",给予卡马西平口服治疗,服药后发作减少,疼痛减轻。近1个月来疼痛发作再次频繁,且疼痛剧烈难忍,服卡马西平疗效不满意,遂前来求诊。

现症:频发性舌左侧针刺样剧痛,或一天发作1~2次,或1~2天一次,无明显规律。常因说话、吃饭、刷牙等诱发,眠差。察患者形体偏瘦,精神欠差,舌黯红有瘀斑,苔白滑,脉弦细。

辨治:此为风痰瘀阻滞经脉,不通而痛,且久病入络。拟用祛风除痰,化瘀通络之品治之。方用止痉散加味。

处方:

(1)煎服方:

全蝎^{洗去盐}50g,蜈蚣20条,生甘草50g,炒酸枣仁30g,延胡索50g。

共研细末,混匀,每次服 5g,温开水冲服,1 日 3 次。

(2) 外用方:

生川乌 10g,生白芷 10g,生南星 10g,北细辛 5g,川芎 5g,荜茇 5g。

共研细末,混匀装瓶备用。痛时取少许,调蜂蜜点敷痛处。

服药后停用卡马西平,开始一周仍有发作,但均较轻微。一周后疼痛缓解,遂停用外用药,只内服散剂。

按:舌为心之外候,故治疗舌病多从心论治。然本案患者舌左侧疼痛,呈发作性,来去突然,为"善行数变"之象,乃风邪所致。舌苔白滑,舌质瘀斑,痛如针刺,皆痰瘀阻络之象。痛扰心神,影响睡眠,而致夜卧不安。故此病人舌痛病机为风痰瘀阻滞经络,西医用卡马西平初治有效,而近一月乏效,是病渐深入之象。

从中医的角度来看,初病气结在经,久病血伤入络,初病尚可用草木之品以解之,久病则当用虫蚁诸灵,攻积除坚,松透病根,方可取效。蜈蚣、全蝎,入厥阴肝经,为治风邪入络之要药。佐以延胡索,行血中气滞,气中血滞,除风痹,止疼痛,被古人称为"活血利气第一药"。本病定位在肝,为络脉紧急之病,"肝苦急,急食甘以缓之",故重用甘草,甘以缓急。酸枣仁,甘酸而润,专补肝胆,宁心安神,以治痛扰心神。诸药合用,能宣通络脉之痹阻,止痛安神。药虽简,而力度入木三分。兼取祛风除痰止痛之外用药,且多为生品,力量颇强,故能取效若速。

舌痛临床上常可遇到,但多为外感风热者,每表现为舌尖碎痛,伴有风热在表征象,只需辛凉解表,则舌尖碎痛亦在两三日内缓解。也有属内伤心火,或心脾积热者,在治疗上用导赤散、泻心汤、泻黄散等,也可很快缓解。而如此例,反复发作,顽固不解者比较少见,且易误诊,郭老此案,又增一法,可资借鉴。

73. 平肝通络法治疗耳神经炎案

孔某,女,32 岁,居民,初诊时间:1996 年 4 月 8 日。

主诉:耳痛 1 年余。

病史:患者自诉 1 年前突然耳痛,有时呈烧灼样痛,触及耳轮等处则耳垂部痛得难忍,骑自行车震动亦作痛。本市某医院检查排除中耳炎等引起的疼痛,最后诊断为"耳神经炎",用维生素 B_{12}、止痛片等缓解。之后反复频发疼痛,即服止痛片可暂时止痛,而食用辛辣刺激食物则可诱发疼痛,时发时止,迁延至今。近日疼痛频发、加重而来寻求中医药治疗。

现症:耳痛如上述,察其体质中等,面色红润,视听正常,纳眠可,二便调,口中和,触及耳轮感到触电样疼痛,舌质红苔薄黄干,脉滑弦数。

辨治:高巅之上,唯风邪易乘。本案初病为风邪侵袭络脉壅滞,郁久化热伤阴,络道失于濡养,故缠绵不愈。治当息风通络,清热柔肝,方拟三虫通络方与芍甘汤合方加味治之。

处方:

全蝎^{洗去盐}10g,僵蚕 15g,地龙 15g,防风 15g,白芷 15g,荜茇 15g,黄芩 15g,玄胡索 15g,白芍 40g,石膏 40g,甘草 10g,细辛 6g。

6 剂,浓煎,第一、二日,1 日 1 剂,后 3 日服 2 剂。

同年 4 月 22 日,患者因感冒咳嗽来诊治,谓原来的耳神经炎已愈,未诱发疼痛。随访半年余未复发。

按:《内经》云:"伤于风者,上先受之。"素性肝胃火热之体,又夹风邪外袭,壅阻脉络,气血不痛,故生疼痛。痹阻日久,血液瘀滞,津停痰阻,风痰瘀三者胶结不解,气血不能流通,故疼痛反复不愈。食用辛辣之物后,辛香流窜之品鼓动气血运行,使邪正相争,故而疼痛加剧,正如尤在泾所说:"阴与阳反,然无阴则阳不见矣;邪与正反,然无正则邪不显矣。是以热病饮沸汤而不知热,痿痹手足反无痛者,阴盛而无与阳许,正衰而不与邪争也。"(《医学读书记》)故治当祛风化痰通络,清胃凉肝,缓急止痛,郭老以自拟三虫通络方合芍甘汤加减治疗。方中全蝎、僵蚕、地龙入络搜风;防风祛肝经之风,白芷祛阳明之风,荜茇下气止痛,黄芩清热泻火,制约荜茇辛温之性;玄胡索行气止痛,白芍柔肝止痛,石膏清热解肌生津;细辛通窍,甘草补土以健脾,合白芍酸甘化阴,诸药合用,共奏息风透络、清热柔肝之功。

(九)肿　　瘤

74. 阶段治疗化疗后呕吐厌食案

刘某,男,56岁,教授,初诊时间:2003年4月2日。

主诉:结肠癌术后1月余。

病史:患者1月前因结肠癌手术后进行化疗,并同时服用升白细胞西药,第一疗程疗效较满意,无明显副作用,现在第二疗程刚完毕,白细胞在正常范围,但逐渐出现恶心呕吐,厌食甚。患者认为调理脾胃乃中医之长,遂前来求治。

现症:自诉时有恶心干呕,时能呕出涎液,偶有胃脘不适,无食欲,且见食而厌恶。口淡黏腻而乏味,有时口干不欲饮,小便正常,大便2日1次。察其形体中等,精神倦怠,情绪安稳,能正确对待病魔,舌面满布白干厚腻之苔,脉细弱略数。

辨治:中焦湿浊遏郁,使胃失和降而不纳,且有化热趋势。其舌苔厚腻,湿邪正盛,戒之在补,参、茸、燕、草绝对不宜。而湿浊滋生之由,实为化疗损伤脾胃所致。经验证明,癌症病人心理素质稳定,脉象细弱者,其病情进展缓慢,若是性情急躁,脉象弦洪滑疾而躁者,其病进展迅速,将很快突变、恶化。而本病人属前者,但也将此理告之,以增强其信心。分消中焦湿热,和降胃气,选方以黄连温胆汤为上。

处方:

(1)黄连 10g,竹茹 15g,枳壳 15g,法半夏 15g,陈皮 15g,茯苓 15g,炙甘草 3g,代赭石 20g,生姜 15g,炒谷芽 30g,神曲 15g,藿香 15g,白蔻^{后下}5g。

4 剂,1 日 1 剂,分 3 次服,每次服药少量频服,待胃气和不呕时又再服。

(2)南沙参 15g,茯苓 15g,炒白术 15g,炙甘草 3g,陈皮 15g,法半夏 15g,砂仁 10g^{后下},木香 10g,扁豆 15g,山药 15g,藿香 15g,炒谷芽 30g。

嘱其在做第 3 疗程的化疗前,1 日 1 剂,服 4~5 剂,旨在预保脾胃,以减轻化疗对脾胃的损害。

5 月 1 日,患者来电称,(1)方服 1 剂恶心欲呕的症状即消除,4 剂服完胃口转佳,饮食香,舌苔去大半只剩下薄白苔,感到效果很好。(2)在进入化疗第 3 疗程前服完 5 剂,感到这次对脾胃的损伤减轻,没有恶心呕吐反应,食欲尚可。询问可否服用一些补品。嘱其每日服虫草粉 3~5g,开水冲服。但不可服参、茸、燕窝等滋腻之品。

追访至 2005 年 10 月,很好。

按:恶心,呕吐,纳差等,是肿瘤病人化疗后多见的副作用。郭老常用阶段性治疗的方法,即在化疗出现上述症状后,因其寒热虚实之不同而处方调理,又在患者化疗前预防性使用健脾和胃之品,常能有效地缓解化疗对于脾胃的损伤,疗效明确,本案即是例证。

　　本案患者结肠癌术后第二疗程化疗后即出现明显的脾胃受损征象,如恶心呕吐,纳差,口中黏腻,舌苔白干厚,脉数之象,证属阳明湿热,湿重于热。黄坤载说:"肝随脾升,胆随胃降",湿浊壅阻阳明,胃气不能通降,故逆而向上,胆火亦必携并,胆胃之火上逆,故而呕吐频繁。治必利胆和胃,清热除湿,方选黄连温胆汤加减,方中法半夏辛温,功善燥湿化痰,和胃止呕;竹茹甘寒,功善清热化痰,除烦止呕,二药一温一寒,共奏化痰和胃止呕之功;陈皮、茯苓健脾化湿、温中行气;枳壳苦寒,善开胸利膈;黄连解热除烦;代赭石,生姜,一升一降,和胃降逆;藿香、白蔻、除湿醒脾;神曲、谷芽健脾消食,诸药合用,共奏分消中焦湿热,和降胃气之功。方与证对,故患者诉一剂知,四剂则湿浊大祛,胃口转开。脾与胃以膜相连,脾喜燥恶湿,湿浊伤胃,脾气必伤,所以郭老又以参苓白术散健脾气,和胃气,除湿气,以作巩固预防之用,随访一年,效果良好。

75. "攻邪已病"疗软腭鳞癌案

　　赵某,男,81岁,居民,初诊时间:2003年3月12日。

　　主诉:张口困难数月。

　　病史:其女代诉近几月来,口咽干燥,吞咽不便,病情迅速加重,以致口不能开,舌不能伸出口外,干食(如干饭等)不能下咽,鼻流脓涕而塞,身体消瘦迅速(原69kg,现61kg)。经本市某肿瘤医院检查:口腔右侧咽部基底新生物诊断为"软腭鳞癌"。因年事高,已不具备手术、化疗和放疗的条件。该院医生嘱其求治于中医。

　　现症:口不能开,舌不能伸出,咽干甚而口渴,干稀都不能下咽,以汤汁浸入为主,咽喉不痛,鼻流脓涕而塞,无食欲,小便正常,大便三四日一次。察其形体消瘦,面色红光,神志清楚,性格平静,以口呼吸,唇干少津,舌象不可见,咽部情况亦不可见,脉滑略数。

辨治:癌邪结于咽腭鼻部,使肉腐成脓,阻于咽鼻窍道,故食难下咽,呼吸不利。癌邪郁久已有化火成毒伤阴及溃散之势。邪气如此嚣张,而正气则因久不能食而衰惫,已是邪实正虚,攻补皆难之终局。但医者以救人为天职出发,只要一息尚存,都得设法救治。为今之计,仍当"攻邪已病"为指针,采取内治与外治结合,大力祛痰软坚,解毒滋阴,以疏通管道,使其能进水谷而挽危局。

处方;

(1)射干15g,浙贝15g,法半夏15g,薏苡仁40g,牡蛎20g,莪术15g,夏枯草30g,白花蛇舌草30g,石斛15g,玄参15g,麦冬20g,丹参20g。

7剂,1日1剂,浓煎分多次频服。

(2)冰硼散1支,加麝香0.5g,按此比例共末混匀,吹撒于右侧咽部病灶处,1日2次。

二诊(2003年3月20日):口能张开一些,舌尖能伸出口外,病人及其女均感改善,可咽下清稀粥,但脓鼻涕多,咽干而口渴。舌尖红,其余舌象不可见,脉滑略数。上方加辛夷10g,苍耳15g,黄芩15g,针对鼻脓涕;加炒谷芽30g确保胃气。暂去丹参、牡蛎、石斛,以免药味过多影响针对性。嘱服7剂,煎服法如前。冰硼散加麝香亦如前法继续使用。

三诊(2003年4月3日):口能半开,舌能伸出口外1/2长,可进半流饮食,但干饭仍难下咽(需用开水泡吃),脓鼻涕略减少而变清稀一些,二便正常,有食欲,精神睡眠等一般情况尚可,口咽仍干渴思饮,舌质红少津,脉滑略数。2003年3月20日内服外治方继续,再加含漱煎剂。

处方：

山豆根 15g，银花 20g，连翘 20g，蒲公英 30g。

1 日 1 剂，每剂煎 2 次，首次淡煎 10 分钟，第 2 次浓煎 20~30 分钟，两次药液混合，1 日多次，每次含药液半分钟（着意浸润病灶部位）后吐出。麝香冰硼散 1 日 2 次撒布局部，撒布前也可用上述含漱液漱口。

四诊（2003 年 4 月 22 日）：口能张开大半，舌能伸出大半，可进食较软饭菜，鼻塞脓涕显著减轻，口咽干渴明显减轻，各症大有改善，信心倍增。但诉含漱液药味太苦，甚至影响食欲，察其一般情况佳良，舌红有津，脉细弱。热毒清解，癌邪未尽，继续 3 月 12 日内服外治之方治疗。

后记：时值我国部分省市"非典"（SARS）侵袭，四川亦不例外，患者女儿送父去贵州躲避，并携方继续服药治疗，至 2003 年 5 月 7 日整理此案时，尚未能与患者取得联系，在继续追踪之中。本案虽未观察到结果，但已见成效，其中也有耐人寻味之处。

按：中医认为，脾开窍于口，心开窍于舌，口不能开，伸舌不利，当责之于心脾。本案中患者癌邪结聚于鼻咽，阻滞鼻咽气道，故饮食难下，呼吸困难。凡所癌邪，皆为本虚标实之候，《黄帝内经》云"病发而不足，标而本之，先治其标，后治其本"，案中患者虽为本虚标实，但以标实为甚，患者饮食难下，脾胃之气无以资助；呼吸不利，肺主气之功难行，若化源气绝，则性命危难。故郭老在辨治过程中以攻邪为主，兼以扶正。有形之邪难以骤去，故需内外同治。良医治病，不拘成方，合于理法，故内治以祛痰软坚，解毒滋阴，外治以解毒消痈。

内治方中射干苦寒，《神农本草经》言其"主咳逆上气，喉痹咽痛,不得消息,散结气,腹中邪逆,食饮大热",李时珍认为其"能降火,故古方治喉痹咽痛为要药",白花蛇舌草、夏枯草清热解毒、止痛化结,善治咽喉肿痛,三药合用,消痈利咽,清热解毒;法半夏、薏苡仁、牡蛎、莪术行气燥湿祛痰散结;石斛、玄参、麦冬、丹参滋阴凉血。诸药合用,共奏祛痰软坚,解毒滋阴。外用冰硼散清热解毒、消肿止痛;麝香活血通经,止痛开窍。又加山豆根、金银花、连翘、蒲公英含漱以清热解毒。综合可见,郭老对于邪实正不甚虚的癌症患者,常选用多途径祛邪的方法,熔内服、外用、含漱于一炉以力克其邪,取得一定的疗效,临床可备参考。

76. "轻可去实法"治肺癌案

刘某,男,53岁,干部,初诊时间:1993年6月30日。

主诉:咳嗽咯痰、胸闷4月余,确诊"肺癌"2月余。

病史:患者于4月前出差时,突然咳嗽、咯痰、胸闷,伴以痰中带血,随即去当地医院X线照片检查,疑为"肺癌";因其体力、精神均佳,偕行同事将检查结果对其保密,服西药咳血止,仍咳嗽,咯痰、胸闷,半月后回成都进一步检查。某省级医院放射科会诊报告(1993年3月12日):"双肺非特异性炎变可能性大(过敏性)",血液检查:抗核抗体(ANA)阴性,白细胞12.5×10^9/L,中性粒细胞80%,淋巴细胞16%,嗜酸性粒细胞4%。为进一步确诊,2月前住进某医科大学第一附属医院检查。CT检查报告(1993年4月19日):"双肺改变不排除肺泡癌可能,建议肺穿活检"。纤维支气管镜检查报告(1993年4月23日):"CT示双肺多个结节影,纤支镜检未见异常,结合临床考虑,右肺周围型癌症可能性大",并于右下叶前外基底段取活检,冲洗刷片分别送细胞学、病理学检查。病理科病理诊断报告(1993

年 4 月 24 日）："纤支镜活检（右下肺）查见少量肺细胞癌组织"。主管医师据此主张立即放疗，患者及家属特请该院病理科主任对标本做最后判定，结果仍如上述，指示立即放疗。于是，医生、家属、单位领导都积极做患者的思想工作，动员放疗，以免延误。

患者拒绝放、化疗，自动出院延某中医诊治，服其处方 1 月余，病情毫无改善，除胸闷、气粗、咳嗽外，更觉精神疲乏，肢体困倦。出示处方一叠，尽皆扶正固本、大补气血兼抗癌中药之类。经人介绍前来求治。

现症：胸闷，气紧，偶有咳嗽咯痰，乏力，眠食尚可，二便调。察其素体肥实，精神欠佳，面色晦滞，舌苔满布，薄白滑润，舌边尖红，脉沉细滑数。

辨治：患者咳痰、胸闷、气紧，病位在肺，结合体质、舌脉，辨为痰湿壅滞，气道不利，略兼气虚阴亏，且有化热倾向，此为实多虚少之证。以治实为主，兼顾其虚，以苦辛通降、清肺逐痰法治之。方拟小陷胸汤合千金苇茎汤加味与服，辅以按摩、食疗以观其效。

处方：

（1）北黄芪 40g，全瓜蒌 15g，法半夏 15g，黄连 10g，苇茎 40g，冬瓜仁 20g，桃仁 15g，薏苡仁 30g，鱼腥草 30g，橘络 10g。1 日 1 剂，浓煎，3~4 次分服。

（2）嘱其家属进行胸背部按摩：以手掌紧贴胸背部，顺、逆时针各按摩 36 次，1 日 2 次，以利气降痰，促进气道通畅。

（3）每日早餐用薏苡仁、大枣各 20g，百合、莲子各 15g，煮粥食，以固护脾胃。

后记：每半月至 20 天复诊 1 次。治疗过程中，除因胃脘不舒或痰咳不利等，酌加白豆蔻、茵陈、枳壳、郁金、莱菔子、桑白皮、枇杷叶、海浮石、山楂、谷芽、白芍、浙贝等一二味外,基本方一直未变。到9月6日,咳嗽、咯痰、胸闷、气粗等症状全部消失,精神、体力显著好转,脉沉细缓弱。X线照片检查(1993年11月5日)报告:"双肺下部仅见纹影增多,肺内病变基本吸收",患者开始上半天班。12月10日起上全班。患者面色红润,精神、体力已如常人。在此期间,其家人相继多次感冒咳嗽,而患者自觉抗寒能力和抵抗能力增强,从未因被传染或受凉而诱患感冒。1994年2月3日去原医院CT复查报告:与前片(1993年4月)比较,右肺和左肺各部实变影及结节影已消散,未见肿块。为避免损伤,患者不愿再做活检。患者工作如常,还评上了高级职称。随访至今9年余,未复发。

按:中医认为形乃神之宅,神乃形之主,精神为人体生命活动的主宰,精神安定、情绪乐观,则脏腑功能活动强健。气血津液化生活跃,营运畅利,生机活泼,才能充分发挥药物的治疗作用,而收到应有效果。如情绪悲观,神气涣散,则五脏六腑皆摇,气血津液的生化营运低抑,生机消退,即使辨证用药正确,也难以产生相当的应答效应,必然事倍功半。本案患者心理素质良好,情绪稳定,又属病之早期,加之能坚持服药、按摩、食疗综合治理,故取得如此良好的效果。

本案坚持以苦辛通降,逐痰清肺,用性质比较平和的方药攻逐邪气,辅以健脾理脾之品,体现"轻可去实"而治愈。本病例通过辨虚实、察寒热、明主次以辨证论治,进行整体、宏观调控,从恢复紊乱的生理功能着眼而收效,是不治癌而治癌的途径。郭老认为中医治癌仍当坚持辨证论治,才能发挥中医治疗优势。当前,许多人治疗癌症往往是辨癌不辨证,见癌就使用抗癌中药。现代药理研究具抗癌作用的中药不下百余种,寒、热、温、凉、补、泄均有之,但都是实验室里的观察,在临床实际应用的效果不能肯定,不管药性而盲目用之,是不会有效的。须知,就消除癌块而言,西医的三大法宝:放疗、化疗与手术,目前仍是其优势,而中医的优势在于辨证论治。目前大家一致公认,通过中医辨证论治,对改善体质,提高生活质量,减轻放疗、化疗的副作用,改善癌块所致炎症、胃肠功能和免疫功能紊乱,降低血液高黏状态以减少癌栓向远处转移,延长生存期等,疗效是肯定的。有的病人甚至通过辨证论治而达到痊愈水平。当然,癌症毕竟是当前的一种难治之症,其中许多规律尚不清楚,有待进一步摸索。所以,治愈了甲的肺癌,不一定能治愈乙的肺癌,皆因甲和乙的体质状况、反应状态、心理素质、病理程度、环境条件等都不一样。不过,治愈了甲的肺癌与没有治愈乙的肺癌,两者都是事实,只有在不断地大量积累这些事实与经验的基础上,才有可能摸清其规律。

中医本无"癌"一病名,但郭老认为根据其具体症状,仍可辨证论治。本案中患者素体肥实,舌苔薄白润滑,为痰湿之体质。故发病多从痰化。痰阻于胸中则气机不畅,故胸闷、气紧;痰聚而成形则为癌块。郭老辨其为痰湿壅滞,气道不利。又久病则气阴受劫,六气皆从火化,故当先断其化热之势,此上工治未病也。治以苦辛通降、清肺逐痰,以小陷胸汤和千金苇茎汤加减。

方中黄芪大补肺气,托疮生肌,排脓止痛,须大剂量方能起效;瓜蒌甘寒,用以涤痰清肺;法半夏化痰散结,黄连除湿消痞,一辛一苦,开降肺气;苇茎甘寒,其色白中空而多节,象于肺而善清肺热;冬瓜仁清热化痰,利湿排脓,诸子皆沉,故又能肃降肺气,与苇茎同用,一升一降,复肺宣肃之功也;桃仁活血化瘀消痈;薏苡仁上清肺热而排脓,下利胃肠而渗湿;鱼腥草清肺热而排脓消痈;橘络化痰而理肺络,诸药合用,共奏苦辛通降、清肺逐痰之功。

77. 行气活血,化痰散结法治疗非霍奇金淋巴瘤案

蔡某,女,50 岁,居民,初诊日期:2010 年 1 月 27 日。

主诉:颈部及腹股沟结节 9 年。

病史:9 年前患者无意中发现左侧腹股沟有一个圆形结节,如板栗大,不红,不痛。在某诊所诊断为"炎症",治疗无效。4 年前右颈部又陆续出现 5 个结节,在本地服药治疗无效。1 年前在四川省人民医院检查,并取活检,病理诊断为"非霍奇金 B 淋巴瘤,结合免疫表形,符合弥漫大 B 细胞淋巴瘤,侵袭性"(病理号:B2009-33727),随后进行化疗,治疗后颈部结节消失 3 个,剩下 2 个无变化,腹股沟淋巴结也未改变。其后改服中药,颈部及腹股沟淋巴结似有缩小,但不显著。遂求治于郭老。

现症:颈淋巴结 2 个,约 2cm×3cm 大小。腹股沟淋巴结 1 个,约 3cm×3cm 大小,时有疼痛。患者形体中等,神情忧郁,面色淡红,精神状态尚可。小便黄,大便正常。舌黯红,苔薄,舌根黄。脉弦长有力。

辨治:此属"恶核",证属痰气郁结,瘀血阻滞。治以行气活血,化痰散结。

处方:

夏枯草 30g,浙贝母 15g,法半夏 15g,牡蛎 30g,制鳖甲 30g,山慈菇 20g,桃仁 15g,红花 12g,三棱 20g,莪术 20g,蜈蚣 2 条,延胡索 25g,薏苡仁 30g,赤芍 20g,制香附 15g,炒稻芽 20g。

10 剂,水煎服,1 日 1 剂,1 日 3 次。

二诊(2010 年 6 月 6 日):患者坚持服用上方,1 日 1 剂,持续 4 个月余。现腹股沟结节已消失,但颈部淋巴结仍如前述。仍以前方

去蜈蚣、延胡索、薏苡仁,加海藻治疗。

按:非霍奇金淋巴瘤的临床表现非常复杂,局部主要有淋巴结肿大或皮下结块癥痕,全身症状可见发热,消瘦,出汗,皮肤瘙痒,食欲减退等。属于中医的恶核、石疽等,主要是因风热血燥,或寒痰凝滞,内因忧思喜怒,肝郁化火,痰阻气机,气滞血瘀,积而成结,日久脏腑内虚,气血两亏。本案患者主要是局部症状,尚无明显全身症状,且脉弦有力,正虚不明显,故郭老治疗时以攻邪为主。

处方用夏枯草、制香附清肝解郁;浙贝母、法半夏、牡蛎、制鳖甲、山慈菇、蜈蚣化痰散结,软坚消癥;桃仁、红花、三棱、莪术、赤芍、玄胡索活血破结;薏苡仁除湿,近年来研究证实薏苡仁有消癥痕的作用;炒稻芽消食和胃。蜈蚣为虫类药,通络止痛的力量很强,但其性辛温有毒,不宜久服。故二诊去蜈蚣,易软坚、化痰、利水、消肿的海藻。经过4个月的治疗,患者腹股沟淋巴结消失,获得了初步的疗效,这使患者受到鼓舞,也证实郭老此法有效,值得进一步观察和研究。

78. 苦辛通降法治疗食道癌术后梗塞案

侯某,女,56岁,农民,初诊时间:2003年3月11日。

主诉:食道癌术后饮食梗塞20多天。

病史:20多天前因进行性饮食梗塞难以下咽(初时干食难以下咽,继则半干食也难下),病情逐渐加重,乃去本市某肿瘤医院诊治,经过多种检查,确诊为"食道癌(食道中段中分化鳞癌)",随即手术治疗。患者诉手术顺利,伤口愈合良好,但饮食梗塞如故,特来求治于中医。

现症:自感胸前梗塞,食难下咽,无法进食干饭,以清淡稀饭、汤水为主食,食欲尚可,口中和,二便正常。察其形体中等,神情平静,目光有神,呼吸平匀,行动自如,舌苔薄黄少津,脉缓。

辨治:此乃气郁痰结,使食道受阻,胃失和降之患也。加之术后金刃所伤,又必夹血瘀。郁久而有化热征象,不可忽视。切不可因其术后伤正而施补,补则愈塞,当慎之。今用苦辛通降,行气祛痰兼活血治之。方拟赭石启膈散加减。

处方:

代赭石^{布包煎}30g,法半夏15g,黄连10g,郁金15g,石菖蒲10g,浙贝母15g,薏苡仁40g,莪术15g,莱菔子15g,丹参20g,炒谷芽30g,白花蛇舌草30g。

水煎服,1日1剂,1日3次,嘱服10剂。

二诊(2003年3月25日):自诉上方服后病情逐渐好转,目前进食干饭、干锅魁(烧饼)无梗塞感,食欲佳,二便正常,为巩固疗效而来复诊。察其面色红润,精神佳良,苔似薄黄而润,脉平。上方去石菖蒲、莪术以免久用耗气,再服7剂。

后记:患者拒绝化疗,在其食道梗塞症状消除后继续求治防止癌症复发方药,到记录本案时已近两月,其食道梗塞症状未复发。

按:中医将饮食梗塞难以下咽归纳入"噎膈"证,认为噎膈的病变部位在食道,属胃所主,其病机为气、痰、瘀结于食道,使食道狭窄,饮食不能正常下入胃,而成噎膈。本案中患者食道癌术后,自觉胸中梗塞,饮食难以下咽,舌苔薄黄少津。故郭老认为其病机当为气郁痰结,使食道受阻,胃失和降;加之手术乃金刃之伤,故又夹有瘀血;且经云"三阳结谓之膈",结,结热也,热盛则干,程国彭亦谓噎膈症,不出"胃脘干燥"四字,深得噎膈证要领。故郭老治以苦辛通降,行气活血祛痰之法。方用赭石启膈散加减。

方中赭石苦寒,重镇降逆,故《长沙药解》言其"驱浊下冲,降摄肺胃之逆气,除哕噫而泄郁烦,止反胃呕吐",用为君药,降上逆之胃气;半夏辛温,归肺胃二经,善祛痰,合浙贝、薏苡仁化痰散结;莪术、丹参、郁金、莱菔子开郁利气破瘀;石菖蒲、谷芽醒脾和胃;白花蛇舌草、黄连清热解毒。诸药共奏苦辛通降,行气活血祛痰之功。

79. 从肝主疏泄论治原发性巨球蛋白血症

邓某,男,55岁,2006年5月22日初诊。

主诉:确诊"原发性巨球蛋白血症"1月余。

病史:2006年4月,患者因感觉疲劳,尿泡沫增多到某军医大学附属医院就诊,检体诊断发现脾脏肿大,B超示脾脏厚度7.3cm,肋下7.2cm,脾静脉内径0.7cm,提示脾大。常规检查发现患者尿蛋白(+++),隐血(++),血小板计数6×10^9/L,最后经骨髓穿刺确诊为:原发性巨球蛋白血症,西医给予化疗治疗,一个疗程后,患者感觉效果不佳,仍疲劳乏力,而慕名前来就诊。

现症:身困乏力,脚软,口苦,口腔出血,脐周胀痛不适,食欲减退,睡眠较差,尿多泡沫。察其神色倦怠,面色欠红润,扪其脾脏Ⅱ度肿大,腹软无压痛。舌质红,舌苔黄滑而厚,脉弦滑,寸脉细弱无力。

辨治:此乃肝之疏泄失调所致,在气分表现为太过,在血分表现为不及,以致营热瘀滞,结为癥瘕,又兼湿热中阻之证。其脉虽弦滑而不躁疾,表明其病来势较缓,当徐图之。治以凉肝与疏肝并举,养血与活血并重,兼理脾除湿,全方位调治。

处方:

(1)青黛每日三次,每次3g;

(2)大黄䗪虫丸每日两次,每次3g;

(3)藿香15g,豆蔻10g,法半夏18g,茯苓20g,绵茵陈20g,川黄连 10g,乌梅 12g,全瓜蒌 15g,石斛 15g,丹参 20g,郁金 15g,谷芽 30g,薏苡仁 30g。

水煎服,1 日 1 剂,1 日 3 次,待湿热分消后即服(4)方。

(4)怀山药 20g,甘草 5g,干姜 5g,白蔹 10g,大枣 15g,桔梗 10g,杏仁 10g,茯苓 15g,柴胡 10g,川芎 12g,太子参 15g,东阿胶^{烊化} 10g,白芍 15g,防风 10g,麦冬 15g,炒白术 10g,当归 10g,生地 10g,桂枝 5g,神曲 15g,豆卷 20g。

7 剂,水煎服,1 日 1 剂,1 日 3 次。

二诊(2006 年 6 月 23 日):患者述服用上方后食欲改善,口不苦,精神尚可,疲劳乏力感减轻,淋巴细胞计数正常。察其神色尚可,面红有光泽,扪其脾脏,质软,肿大略有缩小。舌红,苔白润,脉弦滑,寸弱。目前湿热基本分消,营热瘀滞有所缓解,守法守方。

三诊(2006 年 12 月 24 日):患者坚持服用上方半年余,目前精力充沛,未感倦怠乏力,饮食睡眠良好,仍有口腔出血,今日复查常规检查,尿中蛋白已消失,隐血(+),血小板 7.4×10^9/L,B 超检查:脾脏厚度 7.2cm,肋下 3.9cm,脾静脉内径 0.6cm。察其神色正常,面色红润,扪其脾脏已明显缩小,Ⅰ度肿大。舌质偏红,苔薄白,脉弦滑,寸弱。郭老认为目前患者状况良好,血瘀癥瘕已基本得到纠正。守法调治,将青黛减至每日两次。

按:原发性巨球蛋白血症又称巨球蛋白血症,系分泌大量单克隆 IgM(巨球蛋白)的浆细胞样淋巴细胞恶性增生性疾病,常累及 B 细胞发生的部位,如骨髓、淋巴结和脾脏,病因不明。多发于 50 岁以上,男性约占 2/3。主要临床表现为巨球蛋白所致的高黏滞血症,早期常无不适,或表现为贫血、出血、无力,淋巴结、肝、脾肿大等。郭老认为在中医辨证治疗上应当始终把握肝失疏泄这一基本病机,因为疏泄不及,气机不舒,故郁久化热,内传于营,营热瘀滞,在上表现为口腔出血,在中部表现为脐周胀痛,在全身表现为血小板减少,食欲减退,睡眠较差。

对于大量浆细胞样淋巴细胞恶性增生,血中巨球蛋白数量异常升高,尿中出现大量蛋白,郭老认为是肝疏泄太过所致。所以针对这一病机,在治疗上一方面使用青黛清泄肝热,抑制肝的疏泄,对于肝热盛且营热瘀滞较重者,可使用当归龙荟丸增强凉肝泄热的功效。另一方面,由于肝长期疏泄失调,耗伤气血,故使用薯蓣丸调节肝之疏泄,补土益木。薯蓣丸看似繁杂,21味药似无法可循,其实法度严谨,治方精当,山药、大枣、党参、白术、茯苓、干姜、甘草、豆卷、神曲,此队药组旨在补脾气、温脾阳、健脾运,实脾以助肝生血;当归、川芎、白芍、阿胶、麦冬、生地,补肝血、养肝用,助其藏血,而复其疏泄之功;柴胡、防风,疏肝达木以助疏泄;桂枝、甘草辛甘发散以升肝阳而助疏泄;桔梗、杏仁宣降肺气使气机通达,木不受制;白蔹清营郁之热,散郁结之气;神曲、豆卷消食导滞,除湿宣通。综观本方可见其全方位气血同调,以助疏泄,以调气血。

在本病例的具体治疗上,郭老认为:第一,凡脾胃受困当先理脾胃,待湿热分消后,再予其他治疗。第二,凉肝泄热与复其通调,扶正固本应当同时进行。第三,针对患者脾脏肿大,郭老主张不要使用峻攻猛破的药物,以免加重病人贫血和血小板减少的症状,甚至导致大出血的危险,故选用大黄䗪虫丸缓消癥瘕,取其丸者缓也之意,逐渐缩小肿大的脾脏。

80. 畅通管道疗肾癌、膀胱癌案

高某,男,63岁,干部,初诊时间:1996年7月26日。

主诉:无痛性全程肉眼血尿3月余。

病史:两月前发生无痛性全程肉眼血尿,于1996年6月3日去重庆军医大学附属医院诊治,以其尿液和尿中排出的肉状物做细胞学检查,找到低分化的癌细胞。CT发现:右肾下极有一低密度灶,左肾窦内新生物,诊断为:泌尿系统恶性肿瘤(膀胱癌、肾癌)。为进一步确诊,患者于7月19日入住重庆某医科大学附一院,当时肉眼血尿,并同时从尿中排出肉样物,有的1~2寸长,有的呈颗粒状,以其做图片检查,均为不典型细胞,患者家人十分紧张,于同年7月24日转往成都某省级医院,7月25日膀胱镜检查报告:膀胱内多发性大小不等之肿块,左侧有一2cm×2cm浸润性无蒂性肿块,中央区有坏死灶,其肿块贴壁生长无蒂,无明显出血点,膀胱三角区充血,输尿管未见。诊断为:膀胱多发性肿瘤。7月30日病理诊断报告:多发性膀胱移行细胞癌。并多次CT检查为肾癌(双肾)、膀胱癌。已无手术条件,患者拒绝化疗,自动出院而求助于中医。

现症:反复全程无痛性血尿,时而夹杂1~2寸长的肉状物排出,有异臭,小腹急胀,排尿时尿道口灼热刺痛,腰胀痛,睡眠佳,饮食香,少量饮酒,有长期吸烟史(整个治疗过程中均未能戒除)。查体:形体中等,形壮气实,面色红润华泽,情绪安稳,言谈自然,笑容可掬,无悲观颓丧紧张之感,行动自如似常人,叩诊腰部有轻微痛,舌质红,苔厚润,黄白相间,脉六部沉缓而有根,两尺略显细弱。

辨治:下焦湿热蕴结,络脉瘀久成毒,致使血败肉腐,结为癥块。由于肾与膀胱一气相通,而患者素禀纯厚,加之病程不久,其心肝脾肺无损,正气尚盛,故能时时自然排毒外出。邪有出路,当因势利导,坚持清热利湿解毒,活血通络,不拘常量,积极促其癌毒从小便排出,所谓"攻邪已病"是也。切忌补涩留邪,助邪扩散,以免犯实实之戒,这一认识指导了整个过程的处方用药。

患者每月前来就诊一次,并经常电话联系告知病情。整个治疗过程可分为三个阶段:

第一阶段:1996 年 7 月 30 日—11 月 9 日。

处方:

(1)基本方:白花蛇舌草 30g,仙鹤草 30g,败酱草 30g,金钱草 30g,石韦 20g,薏苡仁 40g,茵陈 20g,黄柏 15g,莪术 15g,桃仁 15g,甲珠 10g,茯苓 20g,泽泻 15g,猪苓 20g,车前仁 15g,炒谷芽 20g。1 日 1 剂,浓煎,日 3 夜 1 服。

(2)云南白药 0.5g,1 日 3 次,于尿血多时服用。

服上方 3 月余,小便中不断排出肉样物,臭甚,11 月 9 日专程送去重庆某医科大学附一院病理检查,报告全是癌细胞,同时 CT 检查报告示:膀胱中的肿块消失大半,肾中病变如故。该院一直为患者诊治的某教授惊奇,鼓励其继续请郭老诊治,坚持中药治疗。患者遵嘱于尿血多时服云南白药数次,感觉小腹阻塞、急胀不适,不如将血排出为畅,乃停服。查其精神佳良,信心倍增,眠食如故,舌苔淡黄而润,较初诊时变薄,脉沉缓有力两尺弱。认为膀胱属腑,直通体外,其癌块易攻易出。肾与膀胱一气相通,其癌块邪毒虽然也可经膀胱排出,毕竟属脏而深藏于内,攻之较难,非用虫类搜剔,再配辛香走窜之品助其力度,难见功效。乃继续前述基本方,去甲珠、金钱草,加蜈蚣两条,麝香 0.9g(3 次冲服),进入第二阶段治疗。

第二阶段:1996 年 11 月 10 日—1997 年 11 月 26 日。

处方:

白花蛇舌草 30g,仙鹤草 30g,败酱草 30g,石韦 20g,薏苡仁 40g,

茵陈70g,黄柏15g,莪术15g,桃仁15g,茯苓20g,泽泻15g,猪苓20g,车前仁15g,炒谷芽20g,蜈蚣2条,麝香0.9g(分3次冲服)。

1日1剂,20剂为1疗程,疗程间休息2-3天。

服2疗程后,鉴于麝香昂贵,改为每隔1疗程服用;蜈蚣有毒,与甲珠交替使用。于1997年11月26日CT检查报告:两肾病灶显著好转。鼓励坚持中医治疗。这时,患者尿血大减,偶亦有肉样物排出,时有头晕、乏力之感,舌苔白润,六脉沉弱。露出攻伐伤气之苗头。

第三阶段:1997年11月27日—1998年9月25日。

处方仍以一诊之基本方去甲珠、黄柏、金钱草、茵陈,加黄芪40g,白术20g,间隔2疗程加麝香1疗程,以攻补兼施。1998年5月19日,重庆某医大附一院CT检查报告:两肾病灶消失;膀胱镜检查报告示:原多个肿瘤消失,尚余一处病灶,取活检找到少许癌细胞。至此已无血尿和肉样物排出,患者无不适之感,唯易疲乏,睡眠多,舌质淡,脉沉弱。认为长期尿血和攻逐清利,气血损伤,余邪残留。于是采取"攻二补一"治法,即服2天攻剂(原方)服1天补剂,攻14天补7天为1疗程,隔2疗程于攻剂中加麝香、蜈蚣1疗程。补剂以补气活血养血为主,始终顾护脾胃。

补剂处方:

党参30g,白术20g,茯苓20g,炙甘草6g,鸡血藤30g,干地黄15g,川芎15g,白芍20g,黄芪40g,制首乌30g,枸杞15g,丹参20g,炒谷芽30g。

上方服至9月25日,患者就近在荣昌医院B超检查:两肾肿瘤消失,膀胱内尚存在一个约1.0cm的肿块。患者体质健壮,能从事各种家庭、社会、娱乐等活动。原法原方服至1999年6月中旬,尿道中排出一膜状物,立即送去重庆医科大学做病理检查,报告血块中见个别不典型细胞。目前患者一切正常,只感到睡眠较多,记忆力下降,偶有头晕耳鸣,血压偏低,脑动脉硬化仍存在,气虚精亏明显。但残余之癌邪仍然存在,继续上方案服药至2000年6月中旬,突然被一肉状物阻塞尿道,排之不出,小便阻闭,急去重庆某医科大学做手术切除膀胱,因癌灶很局限,未扩散,也未做化疗,嘱患者继续服郭老中药即可。至此,患者已生存4年余,服药1200余剂,可以钓鱼、做家务和一些社会活动。

按: 肾癌又称肾细胞腺癌,是肾脏最常见的实质肿瘤,与中医"尿血""肾积""腰痛"等病相关。早在《灵枢·百病始生》篇中就有类似肾癌的相关记载,"其著于膂筋,在肠后者饥则积见,饱则积不见,按之不得。其著于输之脉者,闭塞不通,津液不下,孔窍干壅"。《疡医大全》中对肾癌的症状也有所描述:"石疽生腰胯之间,肉色不变,坚硬如石,经月不变,若黑陷不起,麻木不痛,呕哕不食,精神昏乱,脉散或代者死"。

该案中医治疗4年余,疗效确切,充分体现了中医治疗该类疾病的长久优势。该案第一、二阶段中主药皆为清热解毒利湿之品;蜈蚣、穿山甲、莪术、桃仁活血破血,攻积排毒,搜剔络脉;麝香辛香走窜,通窍活血,散结祛腐;第三阶段患者正虚较著,故加入补气活血养血,顾护脾胃之剂,攻2补1。自始至终,攻大于补,利大于滋,充分体现了郭老"攻邪已病"治癌毒的思想。

同时郭老认为凡是癌邪侵袭的脏腑器官有管道通于外界,使癌邪有出路者,中医治疗只要掌握疏通气机,畅通管道,将癌邪不断逐出体外,从而使癌块局限、缩小,甚至消失,可以收到较好疗效。有管道通于外界者,如鼻咽癌、肺癌、胃癌、结肠癌、肾膀胱癌、子宫癌等,中医的治疗效果较好,而无管道通于外界者,如肝癌、卵巢癌、胰腺癌等,由于邪无出路,故效果欠佳。

81. 泻心汤加味治疗食道癌术后肛裂疼痛案

杨某,男,67 岁,退休,初诊时间:2012 年 1 月 4 日。

主诉:食道癌术后肛裂疼痛 1 周余。

病史:患者去年因吞咽困难检查发现食道癌,上月中旬进行化疗后,食道已不梗阻,但伴肝脏、纵隔转移,并发痔疮、肛裂,出鲜血,肛门坠胀疼痛,痛时不能平坐硬凳,不能站立、行走;排小便都需人搀扶。腹胀,慢性腹泻,大便解之不尽,服用麻仁丸、葛根芩连汤等效果不佳,大便 3~4 次 / 日。其家人遂慕名前来诊室求治。

现症:未见患者舌、脉(因患者行动不便,不能亲自就诊,由其家人代诉)。其家人诉其目前肛门疼痛最甚,腹胀、腹泻,且解之不尽。

辨治:此为热痔,急则治其标,法当清热消痔。方拟泻心汤加味。

处方:

大黄^{后下}10g,黄芩 10g,黄连 15g,地榆 20g,枳壳 15g。

4 剂,每日 1 剂,水煎 500ml,日 3 次服。

二诊(2012 年 1 月 11 日):上次未见患者本人,此次患者已能亲自前往诊所求诊。自诉上方 4 剂后,痔疮疼痛明显减轻,现在可以平坐硬凳子,大便黏滞不爽减轻。能独立行走一百多米。患者亲自前来就诊,观其形体消瘦,面色少华,倦容,情绪低落。巩膜轻度黄疸。自觉肝区胀痛,肛门仍有坠胀感,仍觉里急后重,大便 2~3 次 / 日,便意难尽,希望大便稀软以便排出,小便黄。舌红苔薄黄满布,脉弦滑。

辨治:缓则治其本,患者病变的根本还是肿瘤转移至肝脏、胸膈。类似于中医的肝积。治以疏肝行气,清热解毒。

处方：

柴胡 15g，茵陈 30g，白花蛇舌草 40g，郁金 15g，薏苡仁 40g，半枝莲 15g，黄芩 15g，川黄连 10g，大黄^{后下}10g，地榆 20g，枳壳 15g。

7剂。每日1剂，水煎 500ml，日3服。

按： 本案中患者癌邪为有形之邪，有形之邪最易损坏形体，人之形体者，经络、脏腑、筋膜、骨骸皆是也。形体受损则气血运行无常道。胸膈者，王清任以为血府也，为血之府库，瘀血最易形成。肝，木脏也，其性升发，克土之壅遏也，故曰土得木而达。癌邪移于胸膈则血易为之瘀结，移于肝则木亢乘土，脾胃之气受损，故郭老以为其与痞积相似。先以泻心汤泻三焦之热，以其药少力专也。方中黄芩泻上焦之热，黄连泻中焦之热，大黄泻下焦之热，三药皆除气分之热，故加清血分热之地榆，《本草求真》言"其热不除，则血不止，其热既清，则血自安，且其性主收敛，既能清降，又能收涩，则清不虑其过泄，涩亦不虑其或滞，实力解热止血药也。"枳壳辛寒，行气而不助热，诸药合用，以除下焦之热为主，并辅以清上中二焦之热。待热势稍去，则加柴胡疏肝理气，茵陈、薏苡仁清热除湿，以解便意难尽之急也；白花蛇舌草、半枝莲清热解毒，软坚散结也；郁金凉血化瘀，诸药合用，共奏疏肝行气、清热解毒之功也。

本案中患者虽有食道癌，但无食道梗阻，故在辨治过程中，郭老未治食道癌而首先解除患者最痛苦之痔疮、肛裂，正如《黄帝内经》云："小大不利治其标"，此处之利非泄利也，当做常解。患者腹泻，便意难尽，为不利也。当先治其标。以泻心汤清热消痞。由郭老治验观之，标本之分，非为先后，亦有缓急，故临证当审慎，医者不可不察。

（十）其 他

82. 黄连温胆汤加味治疗多涎症案

肖某,女,65 岁,居民,初诊时间:2002 年 10 月 24 日。

主诉:多涎数月。

病史:患者数月前无明显诱因逐渐出现多涎,持续不止,伴口淡乏味,眠差,头晕等。无口舌疼痛。曾于某医院行口腔检查,未见明显病灶。患者诉既往高血压病史,服用硝苯地平降压,血压控制良好。

现症:夜间多涎,伴口淡,乏味,头晕,少寐等。察其体型适中,面色红光,舌红苔白滑,脉弦滑。

辨治:虽云五脏化五液,脾在液为涎,多涎多由于脾胃不和,输布津液失常所致,但此案患者病机较为复杂。既有脾虚失摄,更有胆郁胃热痰扰,故郭老立法理气化痰和胃,方拟黄连温胆汤加味治之。

处方:

黄连 10g,竹茹 15g,枳实 15g,法半夏 15g,陈皮 15g,茯苓 15g,炙甘草 5g,代赭石 30g,枇杷叶 15g,谷芽 20g,生姜 15g。

2 剂,1 日 1 剂,每剂煎 2 次,每次煎 20 分钟,将 2 次药液混合,分 3 次服(其中 1 次晚间睡前 20 分钟服)。

后记:患者服第 1 剂后当晚即涎唾大减,可以入睡,服完 2 剂,只临睡时吐一二口涎唾,乃自以原方就近又配服 1 剂,即涎无,病瘥。10 月 31 日复诊是求治高血压,多涎症状已消除。

按:涎为口津,由脾精、脾气化生并转输布散,故有"脾在液为涎"之说。但郭老认为"凡十一脏取决于胆",人体脏腑功能的正常发挥,决定于胆的功能正常,少阳属胆是三焦阳气升降出入的枢纽,脾之升清,胃之降浊亦为其所司。本案患者尽管有脾虚见证,但胆郁胃热痰扰之证更为典型,故郭老以黄连温胆汤加味治之,效如桴鼓。

方中黄连清胆胃郁热;竹茹清热化痰,除烦止呕;法半夏燥湿和胃止呕,与竹茹一温一寒,燥湿而不伤阴;陈皮燥湿化痰和胃,枳实降气消痞;茯苓健脾渗湿,以杜生痰之源;生姜、炙甘草调和胃气,代赭石、枇杷叶清胃热,降胃气;谷芽健脾;诸药合用,胆胃热清,痰涎得化,脾胃气机升降得复,故痰涎自消。

83. 祛风通络法治疗复杂性局部疼痛综合征案

施某,女,42岁,居民,初诊时间:2011年4月27日。

主诉:左腿瘙痒疼痛1月。

病史:患者1月前因"左小腿瘙痒7天,疼痛6天"就诊于华西医院,诊断为"复杂性局部疼痛综合征",发病时左侧小腿时而烧灼,时而刺痛,时而麻木,不能触碰。经一系列治疗后症状缓解,于4月8日出院,带药"弥可保,普瑞巴林,得理多,阿米替林,西乐葆,迪先"等。但数日后症状又迁延至左侧大腿。因觉西药治疗效果不显,且担心有副作用,遂慕名前来寻求中医治疗。

现症:患者左大腿瘙痒刺痛,时伴烧灼及麻木感,不能触碰,左小腿稍有挛急疼痛感,检查左下肢皮肤颜色及温度均正常,无水肿现象,实验室及放射学检查均无异常,月经调,情绪平稳缓和,纳可,眠可,二便调,脉沉弦细,舌淡红、苔薄黄。

辨证:此为肝阴不濡、筋脉失养、久病入络引起的痹痛。拟用养阴柔筋,化瘀止痛,祛风通络之法,芍甘汤合三虫通络方加味治之。

处方：

白芍 50g,炙甘草 8g,全蝎^{洗去盐}10g,僵蚕 10g,地龙 10g,延胡索 20g,川牛膝 15g,制乳香 10g,制没药 10g,炒稻芽 20g,酸枣仁 15g。

4 剂,三天两付。水煎 500ml,日 3 服。

二诊(2011 年 5 月 4 日):4 付药服完后左大腿瘙痒疼痛、烧灼麻木感顿减,左小腿在运动量稍大、坐姿不正时偶发挛急感,舌淡嫩、苔白少津,脉沉弦细。上方加补肝肾益精血之千年健、制首乌、鸡血藤之品守法治疗。

处方：

白芍 50g,炙甘草 10g,全蝎^{洗去盐}10g,僵蚕 15g,地龙 10g,延胡索 20g,千年健 20g,川牛膝 15g,制首乌 20g,酸枣仁 15g,生地 15g,制乳香 10g,制没药 10g,鸡血藤 20g,炒稻芽 20g。

4 剂,三天两付。水煎 500ml,日 3 服。

药后诸症继续减轻,守法守方治疗 1 个月后患者左大腿瘙痒疼痛基本消失,仅在运动量大时偶发,左小腿挛急感数日发作一次,察其舌正脉平,续以益阴养血之剂,以芍甘汤(逐减白芍量)合四物汤加味善后,5 个月来坚持服药,门诊随访,症状消失。

按: 成无己谓:"脚挛急者,阴气不足也⋯⋯"肝主藏血,在体合筋,肝血充盈则筋脉得养,肝血虚则筋脉失荣而引起痛痹。肝阴血亏虚,虚风内动,可致肢体瘙痒、麻木、拘急等症;阴虚生热则有烧灼之感。然患者前后发病一月半,"血虚必有瘀,痛久必有瘀",血瘀日久导致脉络瘀阻,正如叶天士在《临证指南医案》中多处提及:"初病在经,久病入络,以经主气,络主血","初为气结在经,久则血伤入络","病久痛久则入血络",很多疾病缠绵不愈,易于由经入络,凝滞气血,瘀阻络脉。而络脉闭阻,瘀更深一层,故"久痛入络"之病机在此症中不可忽视。

本案患者除瘙痒疼痛外,一身余处无不适证候,联系舌脉四诊合参,当为肝阴不濡、筋脉失养、久病入络之证,法当养阴柔筋,化瘀止痛,祛风通络法治之。主方投以《伤寒论》中芍药甘草汤,该方酸甘化阴,功能滋补阴血,缓急止痛;对于"久痛入络"之病,郭老认为一般草药恐难企及,非虫类药莫属,故配合郭老通络基本方全蝎、僵蚕与地龙搜风通络止痛;二方并用可使肝血充盈,筋脉得养,阻络得通,则挛急疼痛自除。延胡索行血中之气,气行则血行,血行则风自灭;乳香、没药调气活血化瘀止痛;川牛膝引药下行;酸枣仁通七窍,助十二经,兼补中气;炒稻芽固护脾胃。此病善后郭老一般以养血柔筋为法,常用四物汤加制首乌、鸡血藤、枸杞等补肝肾益精血之品。

84. 平肝通络法治疗长期双腿痉挛掣痛案

鄢某,女,70岁,初诊日期:2011年8月31日。

主诉:双腿频发痉挛掣痛40余年,心悸2月余。

病史:患者从年轻时开始双腿频发痉挛掣痛约40余年,反复发作并逐渐加重,曾遵西医服用钙片,症状缓解不明显。2月前无明显诱因出现行走时心悸,夜间双腿频发痉挛,偶发头部胀痛等症。患者素有高血压病史,最高收缩压170mmHg,口服"白金宁",血压维持在130/60mmHg左右,心率50次/分。

现症:心悸,双腿夜间掣痛,舌红苔薄白,脉缓。

辨治:此为肝心同病,阴阳两虚,急则治标,法当滋阴养血,益气温阳,复脉止悸。选方为自拟冠心病基本方加味。

处方:

北黄芪50g,丹参30g,葛根30g,制首乌30g,川芎20g,苦参20g,

炒酸枣仁 15g,桂枝 15g,炙甘草 10g,生地 15g,太子参 30g,麦冬 30g。

4 剂,水煎服,1 日 1 剂,1 日 3 次。

二诊(2011 年 9 月 14 日):患者诉服上方后行走时心悸明显好转,可以上三楼。仍有夜间双腿掣痛,左腿尤甚,起床行走可缓解,夜间发作 1 次,白日不发作。伴唇干不欲饮,心烦易怒,夜间头痛,额头红,舌红少苔,脉沉缓。

辨治:此为血虚络瘀之证,法当活血通络,养血安神。方拟郭老通络基础方加味。

处方:

全蝎^{洗去盐}10g,僵蚕 15g,地龙 15g,白芍 40g,天麻 15g,炙甘草 10g,胆南星 15g,蜈蚣 1 条,酸枣仁 30g,合欢皮 30g,夜交藤 50g,炒稻芽 20g,川芎 15g,延胡索 15g。

4 剂,第一煎药睡前服,1 日 1 剂,1 日 3 次。

三诊(2011 年 10 月 12 日):服药后上述症状有所好转,但仍有自觉胸闷,时有心悸,入睡困难,前天开始又出现双腿痉挛。舌红苔薄白,脉沉细。

辨治:此为心阳虚较重,治当温通心阳,柔肝缓急。予桂枝甘草汤加味。

处方:

桂枝 40g,炙甘草 10g,白芍 40g,苦参 20g,葛根 30g,麦冬 30g,北黄芪 30g,生地 20g,全蝎^{洗去盐}10g,延胡索 15g,炒酸枣仁 30g,合欢皮 30g,夜交藤 40g。

4 剂,水煎服,1 日 1 剂,1 日 3 次,第一煎药睡前服。

四诊(2011 年 11 月 2 日):现双腿痉挛,胸闷明显缓解。

辨治:气虚血瘀,治当益气活血。予心血管基本方加味。

处方:

北黄芪 30g,制首乌 20g,川芎 20g,丹参 20g,葛根 30g,白芍 40g,炙甘草 10g。

4剂,水煎服,1日1剂,1日3次。

嘱若无他证,可长期服用本方以养心气。

按: 本案患者年届七旬,以血压高,双腿痉挛,心悸为主症前来就诊,病症为多年顽疾,错综复杂,郭老辨其为肝心同病,阴阳两虚之证。盖双腿痉挛为血虚阴伤,筋脉失养,肝风内动之候;肝心共为厥阴,肝血不足,心血亦亏,乃生心悸。且血为气之主,气为血之帅,血液亏损日久不能化气,阳气亦虚,故脉缓。故本病初病在血,久病及气,但有形之血难以骤生,无形之气则可速补,故郭老以养心补气之味为主,辅以益肝之品。方中以黄芪、太子参益气,丹参、川芎行气养血而不伤血,葛根升清益气,此三组药物以补气理气为主;麦冬、酸枣仁养心肝之血,首乌、生地益精生血,以此使生血有源;桂枝温通一身之阳,可助心行温通之功,用之亦符合阳中求阴之理,血生而心肝气转,故诸证悉减。

患者痉挛发病多年,且"夜间发作、伴唇干不欲饮",证明已久病入血,络脉瘀阻,故在二诊时,郭老以通络基础方全蝎、僵蚕、地龙、蜈蚣入络搜风化瘀,南星、延胡索、川芎化痰行气活血,佐以天麻祛风,酸枣仁、合欢皮、夜交藤、白芍柔肝缓急。患者新病与久病交杂,故最难平衡,重痉挛则心悸复发,治心悸则痉挛作祟,故病情出现反复,当明辨标本而施治。三诊时以心阳受损为主,故郭老投以温补心阳之桂枝甘草汤加味治疗。待病情明显缓解后,郭老又以养心理气基础方加减,嘱患者长期服用以养正气,顾护其正,以防复发。

85. 乌梅丸加减治疗类风湿关节炎案

周某,男,55 岁,居民,初诊时间:2012 年 4 月 22 日。

主诉:反复周身关节疼痛 30 余年。

病史:患者自述于 30 余年前受寒后出现周身关节疼痛、腰痛,疼痛难忍,劳累及夜间尤甚,晨起活动后可稍作缓解。期间曾在某部队医院诊断为"类风湿关节炎"。近年来出现突发性晕厥,伴汗出,大小便失禁,一年发生 3 次左右,曾在某省级医院住院检查未果。自诉平素畏寒,易感冒。患者长期激素治疗,疗效欠佳,遂慕名前来求诊。

现症:周身关节奇痛,夜间尤甚,晨起活动后稍作缓解,需服用激素等药止痛。中等身材,舌黯苔薄黄,脉沉细弱。

辨治:经言"风寒湿三气杂至,合而为痹也",此为风寒湿痹证,法当祛风除湿,行气蠲痹。拟用独活寄生汤化裁治之。

处方:

独活 20g,续断 20g,桑寄生 30g,威灵仙 20g,石楠藤 20g,薏苡仁 30g,秦艽 15g,当归 15g,防风 15g,桑枝 30g,川牛膝 20g,千年健 20g,海桐皮 20g,生甘草 6g。

3 剂,水煎服,1 日 1 剂,1 日 3 次。

二诊(2012 年 5 月 9 日):服上方后效果不显,仍诉关节奇疼难忍,夜间痛醒,脉沉细弱缓。细查其面色红光,舌红,唇红。

辨治:患者久病寒凝经脉、郁而化热,且阴损及阳,阴阳俱伤,失于平秘,故见上热下寒之痹证。治当平调阴阳,清上温下。方用乌梅丸化裁。

处方:

乌梅 15g,细辛 5g,桂枝 15g,黄连 10g,黄柏 15g,当归 15g,党参

30g,蜀椒20粒,干姜10g,制附片^{先煎1小时至不麻口为度}20g,延胡索20g。

7剂,水煎服,1日1剂,1日3次。

三诊(2012年6月13日):患者诉服上方40剂,视若珍宝,现关节疼痛缓解,睡眠可,已停用激素,脉沉细缓弱,舌红苔白黄。

辨治:此为阴阳稍平,筋脉始通,叶天士言"久病入络",痹证更当通络,故于上方中加入化瘀之味。

处方:

乌梅20g,细辛6g,桂枝15g,黄连10g,黄柏15g,当归15g,党参30g,蜀椒20粒,干姜10g,制附片^{先煎1小时至不麻口为度}20g,丹参20g,延胡索20g,川红花10g。

7剂,水煎,1日1剂,1日3次。

四诊(2012年6月20日):患者服上方后,关节疼痛减轻,自觉手足心热,背心冷,舌红苔黄厚干。

辨治:寒热错杂之治,贵在调,难于平,故加舒达之品。

处方:

乌梅20g,细辛6g,桂枝15g,黄连10g,黄柏20g,当归15g,党参20g,蜀椒20粒,干姜10g,制附片^{先煎1小时至不麻口为度}20g,延胡索20g,全蝎10g,红花15g,丹参20g,炒稻芽20g。

7剂,水煎服,1日1剂,1日3次。

按:中医认为痹病的发生是内有营卫虚弱之本,外受风寒湿邪,气血郁阻,故而成痹,如《素问·痹论》云:"风寒湿三气杂至,合而为痹也","帝曰:荣卫之气,亦令人痹乎?岐伯曰:荣者水谷之精气也,和调于五脏,洒陈于六腑,乃能入于脉也。故循脉上下贯五脏,络六腑也。卫者水谷之悍气也,其气慓疾滑利,不能入于脉也。故循皮肤之中,分肉之间,熏于肓膜,散于胸腹,逆其气则病,从其气则愈,不与风寒湿气合,故不为痹。"患者初病伤寒,寒性凝滞,经气涩而不行,不通则痛,故见身痛,腰疼,骨节疼痛之候,本当发表散寒,而失于诊治,寒邪入里,著于骨节,故疼痛反复。肝主筋,《黄帝内经》云:"诸筋者,皆属于节",伤寒久病,循经入里,伏于厥阴,阳气渐消,温通不行,邪气郁而化热,上冲头面,故见寒热错杂之证。故治当刚柔并济,选用酸甘化阴,甘辛化阳,辛开苦降之剂,方用乌梅丸化裁。

吴鞠通说:"肝为刚脏,内寄相火,非纯刚所能折。"故用祛风除湿之独活寄生汤,受损之阴阳更伤,故疼痛不解。后选用刚柔并济之乌梅丸则效如桴鼓。方中桂枝、细辛温通经脉;附子补火助阳,散寒止痛;干姜、蜀椒温补脾阳,五药皆辛,发散在筋之寒。久病耗气伤血,故予党参补气,当归养血。黄连、黄柏苦寒清热,反佐诸药之温燥,防伤阴动风之弊,兼清上热。并加延胡索行气止痛。久病入络,伤血为瘀,故加红花,丹参等活血化瘀,全蝎搜入络之风。诸药合用,共奏温肾散寒,蠲痹止痛,平调寒热之功效。

乌梅丸,仲景常用于治疗蛔厥、久痢之证。但郭老师其寒热平调,苦辛通降之性,用于治疗痹证日久,郁热内存,寒热混同,气血痹阻之证,取得明显疗效,可谓有功于仲景也。

86. 从肝风论治频繁点头、眨眼案

黎某,男,69岁,初诊日期:2010年6月20日。

主诉:频繁点头伴眨眼2年。

病史:患者10年前因头痛、头昏诊断为高血压,一直服马来酸依那普利片治疗,血压控制良好。6年前晨起后发现口眼歪斜,半身不遂,在某西医院经CT检查后,诊断为"脑梗死",经过药物、针灸治疗,病情改善不明显,持续至今。2年前,逐渐出现点头、眨眼症状,开始

时每日数次,后逐渐加重,点头、眨眼越来越频繁,1年前则转为持续症状。经多方服药、针灸治疗,均未显效,遂求治于郭老。

现症:不自主、频繁点头,时有眨眼;形体消瘦,口眼㖞斜,行动迟缓,走路摇晃,需家人扶持;面红,目赤,口角流涎;食欲尚可,大便正常;舌苔黄厚干,脉长。

辨治:此为肝阳化风,夹痰入络所致。当先治其点头征,予平肝息风、祛风痰、通络脉之品。

处方:

天麻15g,石决明30g,菊花30g,防风15g,白芍40g,炙甘草6g,蜈蚣2条,全蝎12g,地龙15g,僵蚕15g,胆南星15g,酸枣仁15g,川牛膝20g。

7剂,每日1剂,水煎,早晚分服。

二诊(2010年8月1日):共服上方18剂。现点头、眨眼程度减轻,频率减少;大便通畅;舌红、苔黄干厚,脉长。

辨治:疗效初现,治疗重点应放在通络,予祛风除痰瘀法。

处方:

桃仁15g,红花12g,当归尾15g,川芎20g,蜈蚣3条,全蝎10g,胆南星20g,炙甘草10g,僵蚕15g,制何首乌30g,酸枣仁15g,白芍40g,赤芍20g,黄芩15g,地龙15g,炒稻芽20g。

7剂,每日1剂,水煎,早晚分服。

三诊(2010年9月5日):患者坚持服药至今,症状明显好转,偶有发作,且程度很轻;苔仍黄厚。

处方:

天麻20g,钩藤^{后下}30g,石决明30g,白芍40g,炙甘草10g,蜈蚣3条,全蝎12g,地龙20g,僵蚕15g,胆南星15g,桃仁15g,红花10g,川芎 20g,川牛膝 20g,防风 15g,黄芩 20g,酸枣仁 20g。

7 剂,每日 1 剂,水煎,早晚分服。

此后,患者以上方为基础加减治疗,点头、眨眼症均很轻微。至 2011 年 2 月,点头、眨眼症又出现反复,伴口干、苔黄,以前方加入石膏、菊花治疗,至 2011 年 3 月 6 日,点头征消失,但仍有轻微眨眼,继续用此法加减治疗。

按:患者体质瘦削,频繁点头、眨眼,走路摇晃,面红目赤,舌红苔黄厚,脉长,显属于阴亏阳亢,风阳上旋,和血夹痰壅阻脉络所致。当此之时,急宜清滋潜镇,使阴复阳回风息,否则风阳再劲,恐有薄厥之虞。故郭老首诊方用天麻、石决明、菊花、防风、芍药、甘草、平肝柔肝、息风止痉;蜈蚣、全蝎、地龙、僵蚕、胆南星、川牛膝祛风通络、化痰消瘀;酸枣仁安神。患者服药 18 剂而获效。此后郭老在此法的基础上,适当加强活血通络治疗 9 个月后,患者点头症状基本消失,取得阶段性的疗效。

近现代名医秦伯未曾说过:"猝然头部摇摆不能自制,多由风火煽动,用小柴胡汤去参加防风。长期头摇,多由内风形成,难治。"秦伯未先生提供了急性头摇的治疗方案,可惜没有提供长期头摇的处方。而郭老所治患者,就是长期头摇,为内风所致,所用方法补充了前贤所述之不足,值得参考。

87. 小柴胡汤治疗原因不明间歇性发热

邢某,男,33 岁,干部,初诊时间:1967 年 9 月 25 日。

主诉:间歇性发热 10 年余,加重 1 年余。

病史:患者自诉 10 年前患"流感"之后,多出现在疲劳、伤风、失眠时,或在无任何诱因的情况下,即发热恶风,体温一般在 37.5℃左右,头晕痛,四肢酸软濡胀痛,精神疲乏,持续1~5天,抗感染治疗可缓解,或不经任何治疗汗出而热解,解后精神倍增,饮食正常,状如常人。今年来发作次数增加,每周一次。省医院和川医做过各种检查,仅白细胞略低,排除了伤寒、疟疾、结核、胆囊炎等,否定了心肺肝肾疾病的存在。曾于1964年5月在中医附院住院治疗(住院号:6143),经过7次查房讨论辨治方案,用过补肾填精(大造、左归等)、甘温除热(黄芪建中、补中益气等)、从阴引阳(四物加味、四逆加青蒿、鳖甲等)、益气截疟(截疟七宝饮加味等)、宣通三焦(薏苡竹叶、三仁等)、通经解毒(桃红甲珠、雄黄等)、调和阴阳(乌梅丸等),尽皆无效,自动出院,不予治疗,仍是发作与自愈交替。2天前因看电影受凉复发前来求治。

现症:发热恶风,午后为甚(体温37.8℃),头昏痛,四肢酸濡,两胁隐然胀痛不舒,心累、不欲饮食,口干不思饮,小便短黄,大便先硬后溏。察其神清、语楚、性格平静,营养佳良,无特殊强迫体位和痛苦表情,皮肤润泽,四肢欠温,舌质淡白胖嫩有齿痕,苔白滑多津,脉沉弦细滑数而乏力。

辨治:此为少阳不和,枢机不利,过升则热,过降则寒,故往来寒热,休作有时。法当和解少阳,方拟小柴胡汤原方治之。

处方:

柴胡25g,党参30g,黄芩20g,法半夏15g,大枣15g,生姜15g,炙甘草6g。

4剂。上方水煎2次,将2次药液混合分4次服,白天服药2次,寅辰二时各服1次。

二诊(1967年12月13日):患者自诉已一月半未发热了,似乎数年沉疴起于一旦。12月20日患者来家致谢云:“很稳定,自觉不会复发了。"

按:《伤寒论·少阳篇》云:"血弱气尽,腠理开,邪气因入,与正气相搏,结于胁下,正邪纷争,往来寒热,休作有时,默默不欲饮食,脏腑相连,其痛必下,邪高痛下,故使呕也,小柴胡汤主之。"气血虚弱之体,外邪侵入,结于少阳之位,伤寒三阳,少阳为枢,太阳为开,阳明为阖,正邪相争,正气盛则邪与汗并从太阳而出,故发热、汗出,正虚邪存,阳气被遏,则肢软、体痛而恶寒,正邪交争,则寒热往来。胁肋不适为邪阻少阳,阳气不能宣通的明证。且患者心累,纳差,舌淡胖苔白,脉沉弦细滑,为气血虚弱夹痰的依据。据此分析可知此证与小柴胡汤证殊为吻合,故郭老以小柴胡汤原方治疗,且仲景明示"少阳病,欲解时,从寅至辰上",故郭老嘱其寅、辰之时服药,意在药力与天时相应,助推其邪,果然服药4剂数年沉疴得以获愈,可见郭老对于仲景学问领会之深,运用之妙。

88. 柴苓汤加减治疗特发性水肿

郭某,女,64岁,居民,初诊时间:2012年3月11日。

主诉:反复面部、全身浮肿10年余,复发加重2月余。

现病史:10年前自觉发热而肿,不热则不肿。1年前始出现浮肿,数天可自行消退,数日又复发。遂于某西医院住院检查,查心、肝、肾等脏器未见明显异常。2月前肿胀复发,颜面浮肿,手足肿,整日不解,下午足肿加重,按之凹陷;右手掌背明显增厚,不能握拳,左手肿势较右手轻。伴小便不利、纳差。西医未能检查出导致浮肿的原因,仅予利尿补钾等对症处理,肿胀有所减轻,但觉疲倦乏力,饥而畏食,不耐寒热,夜尿频数而少,白日尿量正常,大便正常。

现症:轻度浮肿,呈周期性发作,每月一次。夜间颈项汗出,胸口冷凉,浮肿。口干不喜饮,小便频量少,患者抵抗力差,容易感冒。舌淡嫩苔薄白,脉沉。

辨证:此为邪犯少阳,三焦气化失司所致,故有口干、饥不欲食、小便不利及全身水肿等上中下水气输布失常表现,故法当和解少阳,化气行水。方拟柴苓汤加减治之。

处方:

柴胡 15g,法半夏 15g,党参 30g,炙甘草 5g,黄芩 15g,生姜 15g,大枣 10g,桂枝 15g,白术 20g,茯苓 20g,泽泻 15g,北黄芪 50g,防风 15g,冬瓜皮 30g。

4 剂,每日 1 剂,水煎 500ml,日 3 次温服。

复诊(2012 年 3 月 21 日):服药后双手、足肿胀有所减轻,右手已可握拳,左手接近正常。颜面仍略有浮肿,眼睑尤甚,眼睑淡白。口干程度减轻,仍觉心累,纳差。怕冷,腰痛,双膝凉,舌红苔薄黄。

辨治:此为少阳枢机已利,水湿渐去。然久病伤阳,脾肾阳气已虚,故出现形寒之候。故证属脾肾阳虚,气化失司,治当温脾肾之阳,益气以行水。予玉屏风合济生肾气丸加减。

处方:

北黄芪 60g,生白术 30g,防风 20g,制附片^{先熬 30 分钟}20g,肉桂 10g,生地黄 15g,山茱萸 15g,山药 30g,牡丹皮 15g,茯苓 30g,车前仁 15g,泽泻 20g,川牛膝 20g。

7 剂,每日 1 剂,水煎 500ml,日 3 服。

按:少阳为枢,居半表半里,为人身阴阳气机升降出入开合之枢组。包括手少阳三焦与足少阳胆,胆主气机,三焦主通行诸气、运行水液,正如《类经·藏象类》所说:"上焦不治则水泛高原,中焦不治则水留中脘,下焦不治则水乱二便。三焦气治,则脉络通而水道利。"

故本案患者才会出现有口干、饥不欲食、小便不利及全身水肿等上、中、下三焦水气输布失常表现,郭老正是抓住此眼目而果断出击,用柴苓汤数剂解患者多年沉疴。待其枢机通利,再予以益气温阳行水之剂,取温阳化湿利水祛逐余邪、益气固表防止病情反复之目的。

方小柴胡汤和解少阳,五苓散利水渗湿,温阳化气,柯琴言其:"水者肾所司也,泽泻味咸入肾,而培水之本……白术味甘归脾,制水之逆流;茯苓色白入肺,清水之源委,而水气顺矣。然表里之邪,谅不因水利而顿解,故必少加桂枝,多服暖水,使水津四布,上滋心肺,外达皮毛,溱溱汗出,表里之寒热两除也。"(《伤寒附翼》)二方同用,小柴胡汤和解少阳,使枢机得利,水气有道而行;五苓散利水渗湿,使水气运行有力,共奏和解少阳,利水消肿之功。但饮属阴邪,停留日久,肺脾肾阳气已虚,故见形寒肢冷,口干纳差,腰膝冷痛,所以在枢机得利,水饮暂去之后,郭老即予玉屏风散和济生肾气丸加减以正本清源善后,法理井然,层次明晰,可师可法。

89. 寒温合法治疗不明原因发热案

杨某,男,38岁,工人,初诊时间:1990年8月11日。

主诉:往来寒热、头痛伴周身不适半月余。

病史:半月前突发往来寒热、头身疼痛,住本市某职工医院,初以"病毒感染",注射柴胡针、庆大霉素,口服板蓝根冲剂等,治疗1周未效。继则做各种西医检查,排除疟疾、结核、心肌炎、胆囊炎等,也试用过抗疟药、多联抗生素及中药银翘、白虎等皆未效。乃自动出院前来门诊。

现症:自诉每日上午如常人,午后渐觉恶寒发热,自量体温38~38.8℃,头痛,周身酸软,至夜半微汗出而热解,口苦,咽干舌燥不欲饮,胃脘痞满,偶有恶心,不欲食,大便日 2~3 次,稀溏不爽,小便短黄。察其面色苍黯,神疲懒言,呼吸调匀,脘腹濡软,舌苔黄厚而滑,脉滑数。

辨治:其证往来寒热,口苦,咽干舌燥不欲饮,胃脘痞满,偶有恶心,不欲食,少阳半表半里定证已具,故予和解少阳。方拟小柴胡汤加味。

处方:

柴胡 20g,黄芩 15g,党参 15g,法半夏 10g,生姜 10g,大枣 10g,炙甘草 5g,青蒿 15g。

3 剂,水煎服,1 日 1 剂,1 日 3 次。

二诊(1990 年 8 月 15 日):自诉恶寒发热略有减轻,但体温仍在 38℃左右,恶心除,余症如故。细思其往来寒热,乃为邪正交争于表里之间,邪胜则恶寒,正胜则发热,而其舌苔黄滑,胃脘痞满等,表明夹湿热为患。小柴胡汤和解表里效佳,而清利湿热之功不足,故初诊效果不明显。于是,改用寒温合法,以小柴胡汤、藿朴夏苓汤合蒿芩清胆汤化裁。

处方:

柴胡 20g,黄芩 15g,青蒿 15g,竹茹 15g,藿香 15g,厚朴 15g,茯苓 15g,茵陈 15g,法半夏 10g,枳实 10g,白豆蔻 10g。

3 剂,水煎服,1 日 1 剂,1 日 3 次。

三诊(1990 年 8 月 18 日):上方 3 剂服完,体温正常,饮食知味,诸证皆除,唯食量尚未恢复,稍多进食则饱闷不舒,乏力。察其舌苔薄白而滑,脉平。是邪气已去,脾胃未复,拟楂曲平胃散加扁豆、山药 3 剂调理而愈。追访月余,上班如常。

按:湿热多受自口鼻,直行中道,伏于募原。募原,薛生白谓"募原外通肌肉,内近胃腑,为三焦之门户,实一身之半表半里也。"(《湿热条辨》)而少阳为枢,主半表半里,湿浊郁滞,正邪交争,故寒热往来。但湿浊始虽受于募原,终归脾胃,湿浊壅阻脾胃,升降失常,胃气不降则胃脘痞闷,恶心,不欲饮食,脾气不能升清散津则便溏不爽,神疲懒言。舌红苔黄厚而滑,脉滑数亦为湿热内留之象。湿浊为重浊有质之邪,非寒邪之温以即散,热邪之清之即退,且湿与热多胶结难解,湿浊不去,邪热难退,所以分离湿热是治疗该病的首要环节。郭老首诊辨其为邪热阻滞阳明,故以小柴胡汤加减予服,虽能疏达少阳之气,但除湿之力不足,故病少愈。后则在和解少阳的同时,重加除湿化浊之品,如蒿芩清胆汤,俾得湿浊尽去,邪热无所依附,故热遽解,正如何秀山评价俞根初之蒿芩清胆汤"为和解胆经之良方,凡胸痞作呕、寒热如疟,投无不效。"(《重订通俗伤寒论》)

90. 从肝论治上唇跳动案

王某,女,50岁,居民,初诊时间:2003年3月23日。

主诉:上唇跳动1周余,加重2日。

病史:患者陈述,1周前突然发生上唇频频跳动,说话时不发作,静止则跳动如故,牵连从鼻而上额至巅顶疼痛,现上唇不跳动亦痛。近两日来诸症更趋严重而来求治。

现症:除上述症状外,患者自诉血压一直不高(自备有血压计),而头痛眩晕,两手时而麻木,多梦,纳可,口微渴,二便调。察其形体中等,面色红光,性情急躁,舌苔白腻而干,脉沉弦。

辨治:经云:"诸风掉眩,皆属于肝"。此证乃肝风夹痰热上扰于口唇所致。其病程虽短,尚未入络,但其头痛等不断加重,"痛则不通",表明有将入络之势。当平肝缓肝,豁痰息风以治之,以免延久而成痼疾。方拟天麻钩藤饮合芍药甘草汤、三虫汤加减。

处方：

石决明 30g，菊花 30g，白芍 30g，僵蚕 15g，黄芩 15g，钩藤 20g，地龙 15g，天麻 15g，制南星 10g^{先熬20分钟}，玄胡索 15g，甘草 6g。

2 剂，水煎服，1 日 1 剂，嘱其如有效原方再服 2 剂。

二诊（2003 年 3 月 30 日）：患者自诉上方服 2 剂症状明显减轻，头额疼痛缓解，上唇偶有轻微跳动。乃以原方就近再配服 2 剂，似无进展。察其苔薄白润，脉沉弦。此为病势已挫，残症未除，当遵"治风先治血，血行风自灭"之明训，予养血柔肝息风之法，方拟四物汤合芍药甘草汤、三虫汤加减。

处方：

制首乌 30g，当归 10g，白芍 30g，川芎 15g，生地 15g，枸杞 15g，全蝎 8g^{去盐}，僵蚕 15g，地龙 15g，炙甘草 5g。

3 剂，水煎服，1 日 1 剂。

后记：4 月 15 日，电话询问，病已痊愈。

按：《灵枢·经脉》篇云："肝足厥阴之脉，起于大趾丛毛之际，上循足跗上廉，去内踝一寸，上踝八寸，交出太阴之后，上腘内廉，循股阴，入毛中，过阴器，抵小腹，夹胃，属肝，络胆，上贯膈，布胁肋，循喉咙之后，上入颃颡，连目系，上出额，与督脉会于巅；其支者，从目系下颊里，环唇内；其支者，复从肝，别贯膈，上注肺。"可见肝经循行上头入口唇。《素问·至真要大论》云："诸风掉眩，皆属于肝"，《临证指南医案》亦谓风"乃身中阳气之变动，肝为风脏，因精血衰耗，水不涵木，木少滋荣，故肝阳偏亢，内风时起"，近人张山雷指出："内动之风，皆肝木之旺，木火生风。"此案患者性情急躁，上唇跳动，头痛眩晕，两手时而麻木，此为内动肝风之证，因此郭老从肝论治。

本案患者首诊肝风夹痰热上扰标实症状较为典型,因此郭老据"急则治其标,缓则治其本"的原则,先予平肝息风通络,方拟天麻钩藤饮合芍药甘草汤、三虫汤加减治之,两剂患者症状大减。次诊患者本虚较为明显,郭老本着"久病入络""治风先治血,血行风自灭"之机,予养血柔肝息风之法,方拟四物汤合芍药甘草汤、三虫汤加减,以收全功。该案清晰的展现了郭老治疗肝肾阴虚,风阳夹痰上扰,脉络阻滞证的治疗原则:首先辨其标本缓急,急则治标,缓则治本,或者标本同治,主以清滋潜镇,化痰通络为法,后期则重在育阴潜阳,培本固正,息风通络上着眼以收全功。

91. 从肝论治左下睑跳动案

侯某,男,34 岁,居民,初诊日期:2010 年 11 月 28 日。

主诉:反复左下睑跳动 3 年余,加重 3 月余。

病史:3 年前患者因生气后出现左下睑跳动,当时不以为意,持续半月仍不缓解,遂到某医院就诊,诊断为"原发性眼睑痉挛",给予维生素 B_1,卡马西平片,甲钴胺片等治疗,症状有所缓解。此后,左下睑跳动多于生气,或久视时每隔 1~2 月便发作一次,发作后通过服用药物多能缓解。3 月前左下睑跳动又发作,服用西药疗效欠佳,持续至今,遂求治于郭老。

现症:左下睑间歇性跳动,左眼睑开合正常。患者自觉双目干涩,视力模糊,视物易疲劳。患者体型偏瘦,左手大鱼际处略感麻木,夜眠欠佳,常感疲倦乏力,大便成形,1 日 1-3 次。背部散在黯红丘疹。苔薄黄,舌体胖大,色淡红。脉弦长。

辨治:此为肝阳偏亢,化风入络,与痰瘀互结于络脉,久病络瘀、络虚所致。法当平肝息风,养血柔筋,豁痰通络。方拟天麻钩藤饮合三虫汤、芍甘汤加减。

处方：

天麻 15g，钩藤[后下]30g，石决明 30g，草决明 15g，木贼 15g，白芍 30g，制首乌 30g，石斛 20g，丹参 20g，全蝎[洗去盐]10g，地龙 15g，僵蚕 15g，胆南星 15g，红花 10g，炒酸枣仁 15g，黄连 6g，炙甘草 5g。

4 剂，水煎服，1 日 1 剂，1 日 3 次。

二诊（2011 年 1 月 9 日）：服前 4 剂后，眼睑跳动明显减轻，发作次数明显减少。遂断续服用上方至今，现上述症状偶有发生，目干涩痒，苔薄白。继以前方加减善后。

处方：

天麻 15g，木贼 15g，刺蒺藜 15g，玄参 20g，石斛 20g，生地 15g，全蝎[洗去盐]10g，地龙 15g，僵蚕 15g，蜈蚣 2 条，胆南星 15g，炒酸枣仁 20g，合欢皮 30g。

4 剂，水煎服，1 日 1 剂，1 日 3 次。

按：《灵枢·大惑论》云："五脏六腑之精气，皆上注于目而为之睛。"患者平素抑郁多怒，五志化火，精血暗耗，目睛失养则两目干涩，视物模糊，易于疲劳。"左右者，阴阳之道路也"，精血亏损，肝气横行而上，故左侧眼睑跳动不安。背部散在黯红丘疹亦为营虚有热之象。治当平肝潜阳，化痰通络为法。

郭老治疗用天麻、钩藤、石决明、草决明、木贼清肝息风，用芍甘汤加首乌、石斛、丹参养肝缓急，用全蝎、地龙、僵蚕、胆南星、蜈蚣、红花，通络脉痰瘀，止痉挛。首诊用黄连与酸枣仁合用，养阴泻火清心安神。得效后，继以原方加减化裁以善后。

眼睑跳动，古人称之为"胞轮振跳""睥轮振跳"等。明代傅仁宇《审视瑶函》认为主要两种情况，常见的是肝脾气血不足，血虚风动，用当归活血饮（四物汤加黄芪，羌活、防风、薄荷，苍术，甘草）；也可见肝热而受外风，患者常伴有眼睑赤烂或头痛，用驱风散热饮子（羌活、防风、牛蒡子、薄荷，连翘、酒制大黄、山栀，当归、川芎、赤芍，甘草）。总体不外养血，祛风，清肝之法。郭老此案，从养阴平肝息风，通络止痉立法，完全从内风治疗，给我们提供了另一种范式。

92. 参苓白术散加减治疗疱疹性口炎案

龙某，女，34岁，居民，初诊时间：2000年10月13日。

主诉：唇干裂、疱疹2周余。

病史：患者2周前无明显诱因出现口唇干裂脱皮，并逐渐出现粟粒状疱疹，烧灼干痛，服维生素、抗生素等无效而来就诊。

现症：口唇紫赤，上有许多粟粒状疱疹，其色红赤，满布干裂皮屑，长期咽干、口苦，大便干燥，小便短黄，喜食火锅。察其体质偏瘦，性情急躁，苔白润、脉沉细弱。

辨治：口唇属脾，脾阴不足，失于濡润，故唇干裂，又阴虚生内热，有化火成毒之势，故唇色紫赤而有疱疹。好在脉沉细弱，并不滑数，苔白润并不干黄，故尚未化火成毒，为血热所致也。宜大力滋脾阴，清血热治之，以参苓白术散合沙参麦冬汤加减与服。

处方：

北沙参20g，茯苓15g，白术15g，山药20g，石斛15g，扁豆15g，玉竹15g，生地15g，丹皮15g，赤芍15g，谷芽30g，生甘草8g。

3剂，水煎服，1日1剂，1日3次。

复诊（2000年10月16日）：证减。口唇已无干裂脱皮现象，唇色变淡，疱疹已消，大便滋润易解，苔白润，脉细弱。嘱原方再进3~5剂，少吃火锅等燥热动火饮食。

按：脾开窍于口，其华在唇。脾阴亏虚，郁热内存，故口唇紫赤，干裂脱屑，咽干口苦，大便干燥。化火成毒故生疱疹，烧灼干痛，如尤在泾说："毒者，邪气蕴蓄不解之谓。"但此毒非气分热郁而成之毒，而是阴虚血热化火所成，故但宜凉血清热则可，不必使用苦寒清解之品，以免化燥伤阴。加之患者舌苔白润，脉沉细弱，又兼脾气亏虚。故郭老辨其为脾为气阴两虚，阴虚毒热证，故用参苓白术散健脾之气，沙参麦冬汤滋脾胃之阴，犀角地黄汤加减以凉血清热解毒。

原方中人参微温，有助火之势，易以甘寒北沙参，以其生气滋阴而不燥也；茯苓、白术、扁豆健脾渗湿而不伤阴，山药补肺脾肾之气阴，玉竹、生地滋阴，丹皮、赤芍以凉血，而去陈皮之温、砂仁之燥。盖患者以津伤为主，而脾胃之气尚未受损，故当去温燥之味也。

本案当属西医"疱疹性口炎"，多因单纯疱疹病毒引起，故应用维生素、抗生素等疗效不佳；而郭老从整体出发，平调脏腑之阴阳，"以平为期"，改变脏腑病理状态，达到西医治疗本病难以取得之疗效。

93. 表里双解法疗唇炎、面部红疹案

邹某，女，10 岁，学生，初诊时间：2012 年 4 月 18 日。

主诉：双唇反复脱屑伴充血水肿 3 年余，面部红疹 1 周余。

病史：患者诉，双唇反复脱屑伴充血水肿 3 年余，西医嘱其用"口泰"含漱，口唇涂抹地塞米松，同时口服"小儿善存片、易善复、帕夫林胶囊"等效果不明显。2012 年 4 月 6 日至 4 月 18 日于华西住院诊断为"唇炎"，予"复方酮替芬、维生素 C"等静脉滴注及外涂内服药治疗后效果不明显。1 周前面部出现红疹，用抗过敏药，中药内服后，右侧面部好转。听闻一姓李的唇炎患友述其在郭老处服药 10 剂而愈，遂慕名前来求治。

现症:双侧面部红色皮疹,被覆黄色痂皮,瘙痒、疼痛。口唇发痒发干,唇角皲裂,张口即觉疼痛难忍。因嘴唇疼痛舌不能伸出口外。心烦,口渴,大便2~3次/日,脉细数。

辨治:面部红疹的发生为气分邪热内窜营分,损伤血络,发于皮肤所致。其邪热仍在气分,仅为波及营分而已。唇炎则为风热湿邪循经上蒸于口唇所致,且热久必伤阴液。因此证属表里三焦热盛且兼阴虚,法当表里双解,透热养阴。方拟升降散合清营汤化裁治之。

处方:

僵蚕10g,蝉蜕10g,酒大黄5g,地骨皮20g,丹皮15g,生地15g,银花30g,防风15g,生甘草6g,连翘10g,白鲜皮15g,玄参10g,白花蛇舌草20g,黄柏15g,炒稻芽20g。

4剂,水煎服,1日1剂,1日3次。

二诊(2012年4月25日):诉服上方后,又自行续服3剂。现面部疼痛减轻,已无瘙痒感,黄色瘢痕明显消退,没有出现新的红疹。嘴唇疼痛减轻,舌能伸出,纳可,心烦减轻,口渴,大便1~2次/日,舌红苔薄白,脉数。

辨治:患者面部疼痛减轻,已无瘙痒感,黄色瘢痕明显消退,没有出现新的红疹,此为表里之邪欲解,而仍心烦、口渴、大便1~2次/日,此为上中下三焦火热未清,病重药轻,加黄连、黄芩清上、中郁热。已无瘙痒,故去白鲜皮。予三黄泻心汤合升降散加味治之。

处方:

酒大黄10g,黄连6g,黄芩15g,银花30g,连翘12g,丹皮15g,地骨皮20g,赤芍12g,生甘草6g,玄参12g,僵蚕10g,蝉蜕10g,防风12g,炒稻芽20g。

4剂,水煎服,1日1剂,1日3次。

三诊（2012年5月20日）：患者面部皮肤已逐渐修复趋于正常，不觉瘙痒，嘴唇疼痛减轻，双唇有轻微脱屑，纳可，舌红苔薄白，脉数。此为病情已趋于痊愈。

按：唇炎是常见的皮肤病，以儿童和青年妇女多见，也是难治性病症之一。中医称为"唇风"，《医宗金鉴》云："唇风……此证多生下唇，初起发痒，色红作肿，日久破裂流水，痛如火燎，又似无皮。"历代文献中又称"唇燥裂""沈唇""紧唇""驴唇风""唇胗""唇肿"等。常规多从脾胃论治，或清胃热，或清热除湿，或疏风润燥。

患者久病失治，营热盘踞中焦，唇为脾之华，脾主肌肉，故见口唇疼痛、脱皮；中焦为气机升降之枢机，脾胃不得升清降浊，浊热踞上则见肿胀或自觉头面肿胀，正如《内经》云："浊气在上，则生腹胀"之谓也；血热生风，故见瘙痒反复发作；面部红疹的发生多为气分邪热内窜营分，损伤血络，发于皮肤所致。心烦、口渴、大便秘结、脉数亦为火毒内郁之象。郭老方用升降散化裁：方中僵蚕得箕星之精而性清善化浊，兼能疏风；蝉蜕轻清宣透，善清热祛风，二者皆为血肉之品，得天之偏而走上；大黄为根类之品，得地之杂气而能涤肠腑之邪热，三者用为主药，以天地之偏之杂纠人体之不足，升降兼备，使清浊得分，而复气机升降之功；辅以生地、丹皮、玄参等寒凉之品以清营凉血。叶天士言："入营犹可透热转气"，故加银花、连翘等轻清宣透之味，冀其透热转气，俟营分之热外达气分，即可撤去凉血之物，恐复引邪入里故也，故以三黄泻心汤之辈清泄气分热毒，去原方中丹皮、生地等，加黄连、黄芩以增泻热之力；邪热既去则需扶正，故养阴清泄余热收功。整个治疗法度严谨，层次清晰，疗效明确，可为后学之明灯。

94. 清心涤痰法治疗梦游案

吴某,男,10岁,学生,初诊时间:1997年6月3日。

主诉:梦游3年余。

病史:其母代诉,孩子独住一小室,近3年来,常于夜半熟睡后起床穿衣至客厅,一会儿又回室解衣睡觉,初以为是起床小解,但呼之不应,次日问及不知,以为是"睡得太朦胧"之故。发作无明显规律,或十天半月,或一二月发作一次,但其智力发育与学习成绩佳良,也未发现任何精神、形体异常。据邻里有识者谓,此为"梦游",发生过几次就不会再发,故未介意。但近来发作趋于频繁,每隔一日或数日发作一次,惊慌之余,就近去某医院做头部CT检查,未发现异常,西医认为是"睡行症",劝其用中医方法治疗。慕名前来就诊。

现症:其梦游之状一如上述。察患孩营养佳良,神情活泼,反应敏捷,嬉笑自若,面颊红润,嘴唇鲜红,时时口渴喜冰饮,大便干结,常二三日解一次,小便淡黄,胃口好,不择食,喜动而少静。其舌质红,苔薄白中黄而少津,脉滑数。

辨治:此无形之痰热干扰心包,以致神不守舍之患也。治以清心涤痰,安神定志,用经验方与服。

处方:

竹叶10g,竺黄10g,石菖蒲10g,栀子10g,琥珀15g,朱麦冬15g,茯苓15g,郁金8g,黄连8g,枣仁8g,甘草4g。

浓煎,每日1剂,分3次服(其中睡前1次)。嘱服4剂。

二诊(1997年6月20日):其母代诉,自服上方即未发生梦游,但仍坚持服完4剂,因其发无定时,不知是否已愈。察其舌正脉平,余无异常,为巩固疗效计,仍以上方加谷芽护胃,嘱服2剂,停药观察,电话联系。随访一年未发生梦游。

按:中医认为梦游乃神不归元所致,究其原因不出虚实两端:虚者血虚不能养心,神无所归;实者痰火瘀热扰心,神不得宁。本证患者喜动而少静,唇红而喜冷饮,热扰于内之征。古言"怪病多为痰作祟",无形之痰夹热扰心,使心神不宁,不得归元,故发为梦游。治之以安神定智,清心涤痰。

方中天竺黄化痰兼清其热,琥珀清心利小便,是热从小便而出,酸枣仁养血安神,此三味用为主药;石菖蒲辛散开心窍,竹叶、栀子清心热,朱麦冬滋阴宁心;茯苓健脾;郁金清心凉血、行气解郁,甘草调和诸药,诸药合用共奏清心涤痰,安神定志之功。

另,针对青少年多发的因痰热扰心所致的梦游,郭老亦常用栀子豉汤送服安宫牛黄丸(睡前送服半粒)也取效。且曾遇一成人梦游,郭老嘱其去医院CT检查,提示脑梗死也,因此中老年人梦游需要谨慎处置。

95. 化痰通络法治疗突发记忆力减退案

晏某,男,43 岁,商人,初诊日期:2011 年 7 月 13 日。

主诉:突发记忆力减退 2 月余。

病史:2 月前无明显诱因突然出现腿痛,遂前往某中医院行针灸治疗。针灸第三天,突发头痛,记忆力减退,反应减慢,持续至今。既往有高血压、高血糖病史 6 年,自服"达美康、压氏达"降压。

现症:患者形体矮胖,脸圆,反应迟钝,语速缓慢。自觉好像神经传导变慢,躯体的运动总是明显滞后于思维,头顶痛,嗜睡,时有烦躁,纳可,无口苦便秘,脉弦,舌红苔薄黄微腻。今测血压:160/115mmHg,血糖 14mmol/L。CT 示:轻微脑梗死。余未查见明显异常。

辨治:风痰上扰清空故头痛,风痰阻于廉泉出现语言障碍,心主血脉而藏神,痰浊蒙蔽心包,故嗜睡、精神恍惚记忆力减退。痰浊郁久化热,故时有反复,舌红苔薄黄。故辨为风痰阻滞,郁而化热。拟祛痰开窍、清心安神之法。

处方:

炙远志 10g,石菖蒲 15g,竹茹 15g,琥珀 10g,胆南星 10g,僵蚕 15g,炙甘草 3g,栀子 10g,竹叶 15g。

5 剂,每日 1 剂,水煎 500ml,日 3 服。

二诊(2011 年 8 月 30 日):上方 5 剂后患者自诉头痛明显减轻,现仅头略昏痛,有麻木感,无项强,不烦躁。面色红,唇黯红,舌红苔薄黄,脉弦。血压:142/98mmHg。

辨治:此为患者瘀阻之脑络渐通,但血瘀征象仍在,同时兼肝火上炎之表现。法当祛痰开窍、益气活血通络加清肝热之品。方拟补阳还五汤加味治之。

处方:

炙远志 10g,石菖蒲 15g,胆南星 15g,北黄芪 50g,地龙 15g,桃仁 15g,川红花 15g,川芎 15g,当归尾 15g,赤芍 20g,夏枯草 30g,野菊花 30g,川牛膝 20g,葛根 30g。

7 剂,每日 1 剂,水煎 500ml,日 3 服。

三诊(2011 年 10 月 19 日):记忆力明显恢复,反应较服药前快。面色红,皮肤偏黑,嘴唇瘀黯,纳眠可,二便调。舌红苔薄黄,脉缓。太阳穴胀痛。今日未服降压药,刻诊血压:150/100mmHg。自服二甲双胍,格列齐特片降糖。

辨治:气虚血瘀,风痰阻滞,兼肝阳上亢。效不更方。

处方：

远志 10g，石菖蒲 15g，胆南星 15g，水蛭 5g，丹参 20g，桃仁 15g，红花 15g，赤芍 20g，葛根 30g，川牛膝 20g，川芎 15g，当归尾 15g，地龙 15g，野菊花 20g，夏枯草 30g。

10 剂，每日 1 剂，水煎 500ml，日 3 服。

1 年后电话回访，诸证改善。

按：记忆力减退，中医多称"喜忘""健忘""善忘"。多从心肺两虚、心脾两虚论治，也有医家提出运用补肾，疏肝或交通心肾等方法治疗。《黄帝内经》："帝曰：人之善忘者，何气使然？岐伯曰：上气不足，下气有余，肠胃实而心肺虚。虚则营卫留于下，久之不以时上，故善忘也。"李中梓在《医宗必读》中说："《内经》之论健忘，俱责之心肾不交。心不下交于肾，浊火乱其神明；肾不上交于心，精气伏而不用。火居上则因而为痰，水居下则因而生躁，扰扰纭纭，昏而不守。故补肾而使之时上，养心而使之善下，则神气清明，志意常治，而何健忘之有。"认为健忘的发病关键在于心肾不交，并提出补肾养心之治法。严用和在《黄帝内经》"脾主思""脾藏营""营舍意"的基础上进行了深入阐述，如他在《济生方》中说："盖脾主意与思，心亦主思，思虑过度，意舍不精，神宫不职，使人健忘。治之之法，当理心脾，使神意清宁，思则得之矣。归脾汤治思虑过度，劳伤心脾，健忘怔忡"。明确地提出了思虑伤脾致健忘，并从心脾两虚立论，提出了相应的治法方药。受到后世很多医家推崇。而陈士铎在《辨证录》中提到健忘"乃五脏俱伤之病，不止心肾二经之伤也"。又云："人有气郁不舒，忽忽如有所失，目前之事竟不记忆，一如老人之善忘，此乃肝气之滞，使心肾两相间隔，非心肾之虚耗也。"强调了五脏俱伤和肝郁对本病的影响。但总的来讲，健忘可能与五脏关系密切，临床辨证不可执一。

但上述病症多为慢性迁延性疾病，而本案患者发病较急。结合郭老通过临床观察提出的"原因＋诱因＋素因→疾病"发病公式，本案患者"原因"当为患者血压、血糖控制不佳，"诱因"可能是因为不当针刺所致，《黄帝内经》即有："秋刺春分，病不已，令人惕然，欲有所为，起而忘之。秋刺夏分，病不已，令人益嗜卧，又且善梦"，亦有"帝曰：逆四时而生乱气奈何？岐伯曰：春刺络脉，血气外溢，令人少气；春刺肌肉，血气环逆，令人上气；春刺筋骨，血气内着，令人腹胀……秋刺经脉，血气上逆，令人善忘……冬刺肌肉，阳气竭绝，令人善忘。"可知，针刺若失治、误治也可导致气血逆乱或阳气竭绝皆可引起善忘。也可能是疾病正处于进展期，恰在针刺过程中出现以上病症。"素因"当为患者偏向痰瘀体质。

因此依据以上发病因素郭老初诊与祛痰开窍、清心安神之法，效果初现，二诊合入补阳还五汤及治标之品，效果显著，三诊加入破血通经之水蛭，诸症改善而随访无复发。因此针对"三因"求本施治，当为我辈临床之参考。

96. 犀角地黄汤加味治疗手术后全身瘀斑案

于某，女，63，干部，初诊时间：1965 年 3 月 25 日。

主诉：全身瘀斑 3 月余。

病史：3 月前患者在某西医院住院做肠道大部切除手术后，逐渐出现全身瘀斑。西医诊断为"肠道大部切除术后"，维生素 K 注射治疗，已二月有余，效差，旧斑未退，新斑日发，互相融合而成周身大片瘀斑，1 月以前出现低热不解。故为求中西医结合治疗前来就诊。

现症：轻度发热（37.5~38℃），午后热甚，心烦少寐，口干不思饮，纳差，溲黄，大便通畅。察其形体偏瘦，面微潮红，呼吸平匀，神志清楚,全身上下四肢满布青紫瘀斑,按之不退色。舌红苔少而乏津,脉细数。

辨治:此为血分热盛,热久伤阴,余邪深伏阴分所致。故法当清热凉血散瘀,养阴透热健脾,方拟犀角地黄汤合青蒿鳖甲汤加减治之。

处方:

栀子 15g,丹皮 15g,赤芍 15g,生地 20g,金银花 20g,青蒿^{后下}20g,制鳖甲^{先煎20分钟}15g,山药 30g,大枣 30g,党参 30g,鸡血藤 20g。

7 剂,1 日 1 剂,水煎 2 次,分 3 次与服。

附记:患者一直在某西医院住院治疗,坚持注射维生素 K。上方因无犀角而改用栀子,服药 2 周瘀斑全无,精神、睡眠、食欲均明显好转。故病人自言其病乃中西医结合取效。

按:患者术后低热不退月余,邪热渐渐入营。邪热入营,迫血妄行,则全身多发斑片,按之不退色。午后属阴,故而午后发热。营热扰心,则心烦少寐。邪入营血,津液被灼,故口干不思饮。舌红苔少而乏津,脉细数,亦为营热阴伤之征。正如叶天士所言:"营分受热,则血液受劫,心神不安,夜甚无寐,成瘢点隐隐,即撤去气药"(《温热论》),而主以清营养阴,透热转气。故郭老以犀角地黄汤加减清热凉血散血,合用青蒿鳖甲汤加减养阴搜邪透热,正如吴鞠通说:"以鳖甲蠕动之物,入肝经至阴之分,既能养阴,又能入络搜邪;以青蒿芳香透络,从少阳领邪外出……青蒿不能直入阴分,有鳖甲领之入也;鳖甲不能独出阳分,有青蒿领之出也",所以二物有"先入后出之妙",功能养阴透邪泄热。(《温病条辨·下焦篇》),所以服药两周,病热渐退而痊愈。

97. 自拟过敏方加减治疗皮肤划痕症案

郭某,女,33 岁,居民,初诊时间:1999 年 6 月 28 日。

主诉:反复发生风团块 1 年余。

病史:1 年前无明显诱因出现周身发风团块,痒甚,本市某医院诊断为"荨麻疹",服息斯敏并打针而缓解,但停药又复发。此后,反复发作,用中西药可一时缓解,但病情有加重趋势。经友人介绍而来就诊。

现症:全身发痒,搔抓后即出现红痕,有时周身皆痒,搔抓后满布红痕斑块,甚至身体任何部位碰撞一下即起红色斑块,奇痒殊甚,苦不堪言。畏风,稍冒风即连连喷嚏,数十个不等。眠食二便无异常。察其形体偏胖,腠理疏松,神情如常,以手指轻轻划其上肢皮肤,产生白线—红线—风团块,久久不能消退。其舌尖红苔淡白,脉浮滑。

辨治:腠理疏松,表卫不固,易遭风寒外感,致使营阴郁滞,郁久生热,营热夹风,而时时发作也。当清营祛风治之。自拟过敏方加减。

处方:

防风 20g,蝉蜕、僵蚕、紫草、丹皮、生地、连翘、玄参各 15g,地骨皮 30g,甘草 10g。

3 剂,水煎服,1 日 1 剂,1 日 3 次。

二诊(1999 年 7 月 2 日):症状大减,基本不发痒,搔抓后的划痕明显减轻,唯稍冒风即喷嚏不断,尤以晨起为甚。上方重视清营疏风,忽视时时之风寒外感,使营阴郁滞的病机,有重标轻本之不足。仍以上方去玄参,加麻黄 10g,以发散营中之郁滞。再进 3 剂。

三诊(1999 年 7 月 11 日):症状完全消失,患者此次来诊是为求根治方药。考虑患者腠理疏松,营卫不固,不任风寒外袭,是发病之根本。固表实卫,善后调治,或可杜绝复发。予玉屏风散加味。

处方:

黄芪 40g,防风、白术各 20g,蝉蜕 15g。

浓煎,1 日 1 剂,2~3 次分服,连服 10 日为 1 疗程,服 2 疗程,疗程间休息 2~3 日。

随访两月余未复发。以后患者去北方工作联系中断。

按:本案根本在于营卫不和。患者营分郁热,与卫气不相协调,风寒外感,卫气被郁,营热更甚,故身发风疹团块,瘙痒难忍。叶天士云:"肺主气属卫,心主血属营",肺卫之气闭郁,故喷嚏连连,甚则伴发胸闷、气紧,营热内扰,故见心烦、少寐,舌尖红,脉数之证。故而治疗重在疏卫解营,俾营热得去,卫分得疏,营卫相谐,故病不发。郭老自拟方,以紫草、牡丹皮、生地黄、玄参、地骨皮凉血养阴散血,佐入辛凉入心之连翘以开营热外行之路,而成"透热转气"之用。麻黄、防风、蝉蜕、僵蚕辛温复辛凉法,功能散风疏卫。故能六剂即瘥。后期则主以益卫固表,疏风散邪,以玉屏风散和蝉蜕治疗。总之,编者体会郭老自拟方对于营热内郁,卫气复受外感所遏的皮肤病有殊效,读者临床可备一法。

98. "杂合以治"愈斜颈案

曾某,女,48 岁,自由职业,初诊时间:2012 年 2 月 29 日。

主诉:反复出现斜颈 7 年余。

病史:患者于 2005 年无明显诱因出现颈部不由自主地向右侧偏斜,初始症状轻微,通过理理头发、扶一下眼镜等轻微动作,颈部即可自行摆正。后来症状逐渐加重,以至于非得用手扯住头发才能把头摆正。因头、颈部时时不由自主地向右侧牵拉倾斜,以致影响正常的生活,连开车都成问题,且肩、头部疼痛逐渐加重。遂于某省级西医院检查,诊断为"痉挛性斜颈",并行"神经、血管隔开减压术"。术后斜颈症状有所缓解,但仍有肩颈部疼痛,且出现咀嚼肌损害,致咀嚼肌肌力下降,咬大的食物尚可,小如黄豆则咬不住。且出现牙齿错位,前往某医院牙科检查,发现上、下颌牙齿吻合不正常,但无特效药物治疗。随后斜颈症状又逐渐加重,多方求治效果不佳。故慕名前往郭老处求治。

现症:刻诊时见患者头项偏于右侧,头朝向正前方时,背亦随之弯曲,同时伴有颈肩强痛。见有两颊轻度不对称,自诉咀嚼力下降。恶风寒,月经量少周期延后。舌质偏淡,苔薄白,脉沉细。

辨治:此案属疑难病症,治疗需要解决两个问题:一是要能尽快止痛,二是要缓解肌肉拘挛、头项偏斜的症状。西医治疗该病乏术,但中医辨证施治则有章法可循。首辨病位,患者项背不舒,且恶风寒,项背属太阳经循行部位,故内服予桂枝加葛根汤加减,根据《金匮要略·脏腑经络先后病篇》"诸病在脏,欲攻之,当随其所得而攻之"的指导,药力应力求达到颈项的局部区域;然后辨病性,该案应为寒邪闭阻经络,寒主收引而拘挛,闭阻不通而疼痛;还需辨病情、病势,患者病程较久,且手术治疗无效,可见病情较重,治疗应多管齐下,协同增效。

治疗:郭老先同时按住患者右手痉门穴(位置:在手背面,中指和无名指之间,赤白肉际,即3、4掌骨远端之间)和合谷穴,并加以揉按,以引导经气,再以较大指力点按斜颈穴(内关稍上),约2分钟后让患者活动头项,患者立觉疼痛、拘急感大有减轻,左右活动亦觉轻松。嘱患者记住穴位及手法,归家自行点按。

处方:

(1) 外用处方:川乌 20g,乳香 15g,没药 15g,白芷 20g,荜茇 10g,吴茱萸 15g,肉桂 10g,细辛 10g

上药捣碎,再加小茴香 50g、蚕沙 200g 混合装布袋,蒸热局部熨敷,每日 1~2 次,每次 30 分钟,药袋可 1 个月内反复使用。

(2) 煎服方:葛根 30g,白芍 30g,炙甘草 5g,当归 15g,威灵仙 20g,桑枝 30g,生姜 10g,大枣 10g。

4 剂,每日 1 剂,水煎 500ml,日 3 服。

二诊(2012 年 3 月 11 日):患者遵上医嘱觉症状有所改善,头部已能自主摆正,外敷后疼痛有所缓解,只是头颈部仍时有抽动、痉挛性疼痛。整个人恶寒怕冷明显。月经又至,脉沉细,舌淡红苔薄白。

辨治:患者阳虚寒盛较甚,治疗应温阳解肌祛风,方拟桂枝加葛根汤加减。

处方:

桂枝 15g,白芍 30g,生姜 15g,大枣 15g,炙甘草 5g,葛根 30g,全蝎^{洗去盐}10g,地龙 15g,僵蚕 15g,制附片^{先熬 30 分钟}20g。

7 剂,每日 1 剂,水煎 500ml,日 3 服。

三诊(2012 年 3 月 21 日):患者述肩颈部疼痛减轻,一般情况下已不觉疼痛。但因长期眠差,若夜间睡眠不佳则次日出现颈项强痛,仍怕冷,舌红苔薄白,脉沉弱。

辨治:病机同上,继续予桂枝加葛根汤为底方,加和胃活血止痛之品。

处方:

桂枝 15g,白芍 40g,生姜 10g,大枣 10g,炙甘草 10g,葛根 40g,制附片^{先熬 30 分钟}20g,延胡索 20g,全蝎^{洗去盐}10g,生石膏 30g,炒稻芽 20g。

7剂,每日1剂,水煎500ml,日3服。

按:《素问·异法方宜论》云:"圣人杂合以治,各得其所宜",所谓杂合以治,即根据患者的病因、病机把各种治疗方法有机联系起来进行全面的、综合的治疗。郭老认为,这是提高中医疗效的重要途径。综观郭老临床,常内外治并用,情志饮食并调,药物与非药物结合,医疗与自疗同用,充分保证临床疗效的最优化。编者临床所见,很多高血压、冠心病、糖尿病、血小板减少性紫癜、红细胞增多症、心律失常等疑难病患者在接受西医药治疗后,专程前来请郭老诊治,或要求逐渐减少甚至停用长期使用的西药以避免其不良反应,或要求改善持续存在的自觉不适症状,或请求诊治以减轻多方求治无果的痛苦,郭老精心处方,多种治疗手段齐用,预先告知患者药后出现何种反应为有效,其治疗效果深受患者肯定。

本案患者不明原因出现进行性加重性斜颈,刻诊见头肩颈项强痛,恶寒,证属太阳经为病,加之患者月经量少,舌淡苔薄白,脉沉细,显然气血亏虚之体,复受风寒为患,太阳经枢不利之证。故郭老以桂枝加葛根加制附片、桑枝、威灵仙、地龙、全蝎、僵蚕等味内服以养血和营,疏风散寒,升津舒筋,化痰活血通络。外服辛温雄烈,散寒活血之通之品,如川乌、细辛、吴茱萸、肉桂、乳香、没药之属。再加穴位按摩,如疟门穴、合谷穴、斜颈穴。诸法合用,故能愈如此重症。

99. 小柴胡汤治虚坐努责案

罗某,女,64岁,初诊:2012年3月4日。

主诉:大便每日二十余次2月余。

病史:患者2月前不明原因出现大便每日三十余次,腹胀欲解,虚坐努责,难以解出,痛苦异常。入住某西医院,诊断"心脏病,左房增大,主动脉硬化,三尖瓣关闭不全,完全性左束支传导阻滞、萎缩性胃炎",大便症状缓解不显,遂慕名求治于郭老。

现症:胸闷、心累、气短乏力突出,上三楼必须歇息一次,口苦、咽干不欲饮,头目昏眩,略有恶心欲呕之感,腹不痛,略胀满不舒,大便一日 20 多次,有几次能解出少量干便,多是虚坐努责。饮食尚可,小便正常。形体偏瘦,面色萎黄少华,神情抑郁苦闷,腹软无压痛,四肢无浮肿,舌质淡苔白润中淡黄,脉弦缓而弱。

辨治:少阳枢机不利,开合失序,传化失常。小柴胡汤加黄连治之。

处方:

柴胡 18g,黄芩 15g,法半夏 15g,党参 30g,炙甘草 5g,生姜 15g,大枣 15g,黄连 3g。

5 剂,1 日 1 剂,水煎 2 次,分 3 次服。

同年 3 月 22 日患者为继续调治心脏病而来复诊,自诉上方服完 5 剂,一日 2 次干便,胃肠已无不适,其余症状也有缓解。

按:虚坐努责,多见于虚证便秘,如气虚或者血虚,气虚无力推动,血虚肠腑失于濡润,故生此证。而本案患者口苦、咽干,头目眩晕,显属于少阳胆腑郁热之证。黄坤载云:"胆随胃降",胆腑郁热,不能下行通降,故胃气下行亦阻,故而出现有便意,但排便困难之症。郭老以小柴胡汤原方,功能清解少阳热郁,俾少阳气行,则一身之气尽得舒展,胃气下行无碍,故大便畅通。稍佐一味黄连,既能厚肠止泻,又可清心泄肝胆之气,两善其常。足见郭老对于仲景学问研究之深,并于临床加减化裁,活用之神。

100. 四仙解乏方愈劳发证案

毛某,女,36 岁,经商,福建省安南县人。初诊时间:1995 年 6 月

14 日。

主诉：自觉反复全身疲乏无力、神倦思睡 4 年余。

病史：自诉全身疲乏，四肢软弱无力，神倦思睡，时轻时重，已 4 年余。曾做过包括 CT 在内的有关心、肝、肾、肺、脑及血液等各种检测，未发现异常。曾用过复方阿胶浆、康得宁、维生素 B$_{12}$、补钾等治疗无效，也当做"风湿病"治疗亦无效。出示中医处方一叠，不外补中益气、十全大补等，均无明显效果。近因协助商店业务，稍事操劳，自觉全身疲乏更甚，尤其双下肢软弱无力，上二楼都感体重不支，成天思睡，睡不解乏，神怯懒言，头脑昏晕，畏寒，常年总比别人多穿衣盖被，饮食尚可，二便正常。

现症：察其体质中等，面色苍黯，头面四肢不浮肿，舌质淡，苔薄白而润，脉沉细弱。血压：90/60mmHg。

辨治：辨为肝阳不振，筋失温养之劳发证。以升发肝阳，充养气精治疗，用自拟四仙解乏方加减。

处方：

仙灵脾、仙鹤草、太子参各 20g，仙茅 10g，麻黄 5g，熟地、威灵仙各 15g。

嘱服 6 剂，水煎服，1 日 1 剂，1 日 3 次。静心将息。

复诊（1995 年 6 月 21 日）：患者诉服上方后病情好转，一身有轻松之感，上二楼不觉困乏，精神也恢复多了，可以看 1 小时电视而不瞌睡，头脑昏晕症状也大减，舌正，脉沉细较有力，血压 105/65mmHg。继续上方与服。至 7 月中旬，约服 20 余剂，一切正常，已恢复商业活动。

按：劳发证作为一个证候名称，专指非外感邪气引起的以疲劳倦怠为突出表现的一组症候群。明代张景岳在其《景岳全书·杂病谟·劳倦内伤》中,对劳发证的成因、症候表现和治疗原则早有详细论述,他说:"劳倦内伤之证,有因困倦而忽然发热,或怠惰、嗜卧,懒于言语,其脉缓而大,或浮,或细,而无外邪者,此即时人之所谓劳发也,单宜温补为主。"并进一步辨别说:"凡因劳倦而无外感者,或身虽微热而脉见缓大无力,全不紧数,或懒言、嗜卧,或身常有汗,此即劳与劳发之证,自与外感之头痛、脉紧、筋骨疼痛者不同,治宜补养为主,气复则愈。"景岳此论是对东垣劳倦内伤学说的发挥。

劳倦内伤所致之劳发证,与今人所称之"疲劳综合征"颇相类似。多因长期的饮食不节,房室太过等,使脏腑虚损所致。临床上常以缓慢起病,全身疲乏困倦,手足软弱无力,神疲懒言,嗜睡,睡后亦不解乏为突出特点,或畏寒,或微热、易汗出,或食欲减退,多是血压偏低,有的白细胞略减少。此外,往往无任何客观检测的异常发现。据临床观察,此证多是劳倦内伤心、肝、脾三脏所引起,当以此辨治,而盲目补养则难以收效。正如张景岳在论"劳倦内伤"中指出:"今人以劳倦伤阴而精血受病者尤多,则芪术之属亦有不相宜者。"

郭老在临床上诊治的劳发证,归纳起来常见三种不同证候:肝阳不升证、脾阳不运证、心阳不振证,当分别论治,此案为肝阳不升证。《素问·六节脏象论》云:"肝者,罢极之本,魂之居也,其华在爪,其充在筋……。"罢,作黑,谓肝为将军之官,有如熊黑之任劳。如劳倦太过,气精暗耗,肝阳亏损,阳刚之气升发不足,不能充筋以任劳,则怠惰乏力矣。这是一组最常见的劳发证。其临床表现除全身疲乏、嗜睡、懒言外,其突出特点是:四肢特别软弱无力,甚至软得近乎痛,不想动作,血压偏低,伴以畏寒、神怯、面色苍黯,爪甲无华,舌质淡,脉弱。治当振奋肝阳,补益气精,用自拟四仙解乏方(仙茅、仙灵脾、仙鹤草、威灵仙、人参、熟地、麻黄）多能取效。方中仙茅、灵脾温命门之火以壮肝阳；威灵仙、麻黄宣通经络，升散阳气；人参、熟地益气补精。据现代药理研究，仙鹤草有兴奋横纹肌的作用，为脱力神疲之要药。本方升阳力强，如肝阳亢旺，血压高者不宜使用。

附　录

一、常用经验方

1. 芪葛调心基本方

【组成】黄芪 30~50g　川芎 15~20g　葛根 20~30g　丹参 20~30g　制何首乌 20~30g

【功效】益气化瘀。

【用法】1 日 1 剂,水煎 2 次,分 3 次温服。

【适应证】冠心病、心绞痛属气虚血瘀者。

【方解】方中黄芪为君,以益气而行血,"血为气之母",用制何首乌补养精血,使所生之气有所依附;丹参、川芎活血化瘀,与黄芪相伍行血活血;葛根辛甘和散,升散灵动,以解心脉阴血凝聚,达到活血化瘀目的。诸药合用,共奏益气补虚、活血化瘀之功。

【加减】(1)瘀滞较重,痛如锥刺者,酌加蒲黄、五灵脂、降香、赤芍各 10~15g,延胡索 20g。用上药不减者,酌加虫类药,如全蝎 8~10g、蜈蚣 1~2 条等,或辅以中药"通心络"等。

(2)阳虚较甚者,酌加桂枝 15~20g,炙甘草 5~10g,高良姜 15g,

茀苈 10g。

（3）痰湿气滞，患者胸闷胀痛较甚者，酌加全瓜蒌、薤白、郁金、白豆蔻、石菖蒲等 15~20g。

（4）合并有三高症及其他病症者随症治之。

2. 肺部"消炎"方

【组成】苈苈 30g　薏苡仁 30g　桃仁 15g　冬瓜仁 15g　瓜蒌壳 20g　法半夏 15g　黄芩 20g　桔梗 12g　鱼腥草 30g　白花蛇舌草 30g

【功效】清化热痰，宽胸散结。

【用法】1 日 1 剂，水煎 2 次，分 3 次温服。

【适应证】痰热壅滞之气管、肺部感染，包括急慢性支气管炎，支气管扩张，肺下部感染。

【方解】此方是小陷胸汤合《千金》苈苈汤加味。郭老认为《伤寒论》："小结胸病，正在心下，按之则痛，脉浮滑者，小陷胸汤主之。"重在脉浮滑，浮主在上，滑主痰热，痰热结在胸膈之上，故小陷胸汤主之。而黄芩清肺热优于黄连，故黄芩代黄连。《千金》苈苈汤则是公认治疗肺痈的经典方剂。

【加减】若身热、恶寒，表未尽解者，酌加柴胡、防风之类；胸闷气喘者，酌加麻黄、苏子之类，如有冠心病、高血压者改用薤白代麻黄；痰黏稠不易咳出者，酌加浙贝母、天竺黄、桔梗之类。

3. 顿挫喘咳方

【组成】全蝎^{水洗去盐,同煎}10g　僵蚕 15g　地龙 15g　麻黄 10g　杏仁 10g　炒白果 15g　防风 15g　蝉蜕 15g　瓜蒌壳 15g　法半夏

15g　薤白 20g　甘草 10g

【功效】祛风解痉,化痰通络。

【用法】1 日 1 剂,水煎 2 次,分 3 次温服。

【适应证】过敏性哮喘,喘息慢性支气管炎发作期。

【方解】全蝎、僵蚕、地龙搜剔入络之宿痰瘀滞;瓜蒌壳、法半夏、甘草除肺中有形之痰而缓咳,配以麻黄、蝉蜕、防风;杏仁白果薤白降其壅滞之逆气;诸药合用,表里同治,标本兼施,共收顿挫之效。

【加减】痰瘀郁久化热者,酌加黄芩、石膏、鱼腥草之类;高血压、冠心病心绞痛者去麻黄。

4. 三阴固本方

【组成】蛤蚧^{去眼珠}2 对　冬虫夏草 20~40g　煅紫石英、紫皮核桃个 60g　上等沉香、川贝母各 30g　五味子、山茱萸、枸杞子、白术、巴戟天、熟地黄、甜杏仁、茯苓、炒白果仁、京半夏、人参各 50g　黄芪、桑白皮、山药各 100g　炙甘草 40g

【功效】补肾纳气,平喘敛肺。

【用法】共研细末,炼蜜为丸,每日三次,每次含生药 8~10g 的丸药。也可在易发季节前服两个疗程,每个疗程 20 天,疗程间休息 3~5 天。

【适应证】慢性支气管炎、支气管哮喘和阻塞性肺疾病缓解期,预防再次发作者。

【方解】咳喘之病反复发作,它的病机本质为肺脾肾三脏交亏,肺虚则卫外不固,易自汗易外感,肃降失权;脾虚则运化失司,为生痰之源,痰阻气道则喘,痰触肺管则咳,甚至肾虚则纳气失司,短气不续,三脏交亏,每况愈下,水液的输布与化行受阻,最后以浊水停聚,瘀血阻滞,阳气格拒或气阴脱竭、升降息出入废为终局。因此,咳喘急性发作时,当治标为主,即治痰、治咳、治喘,一旦缓解,就应扶正固本,三脏同治,以达到控制或减轻复发,终止或延缓其病情的发展为目标。故方用人参、蛤蚧、冬虫夏草肺脾肾三脏同补为主药,合紫皮核桃、山茱萸、枸杞子、巴戟天、熟地黄强化补肾功效,有兼纳气平喘;配黄芪、白术、山药助人参、蛤蚧、虫草健脾补肺,使痰既无所生亦无所藏,且可实卫固表,腠理得密,自可防御外邪干肺,免痼疾再复;再佐煅紫石英、上等沉香、川贝母、五味子敛肺纳肾、降气平喘,茯苓、甜杏仁、炒白果仁、京半夏、桑白皮降肺化痰,以绝伏痰;炙甘草意在调和诸药,又能调和药味。全方虽然药味略显繁多,但侧重于培本固元,效专力宏。

【加减】阳虚甚者,加肉桂 40g、熟附片 30g。

5. 静脉炎基础方

【组成】忍冬藤 30g　黄柏 15g　牡丹皮 15g　丹参 15g　赤芍 15g　苍术 15g　苏木 15g　桃仁 15g　红花 15g　地龙 20g　土茯苓 20g　薏苡仁 30g　黄芪 40g

【功效】清热除湿,凉血化瘀,佐以益气透毒。

【用法】1 日 1 剂,水煎 2 次,分 3 次温服。

【适应证】静脉炎,下肢肿胀沉重酸痛属湿热郁滞,血脉瘀阻,瘀久化热者。

【方解】郭老认为静脉炎基本病机为下焦湿热遏郁,血脉瘀阻,瘀久化热,湿热与瘀热结滞。故用三妙散(苍术、黄柏、薏仁)配土茯苓、忍冬藤清利下焦湿热;配丹皮、丹参、赤芍、桃仁、红花、苏木凉血化瘀;地龙善行地底,故用之既引药下行,也更能引药入血,通达血脉;又考虑本病病势日久,易于耗气,且湿热瘀滞,也赖气行以助通散,故佐黄芪益气,托里以透毒。郭老用本方为基础方,随证化裁,治疗数十例静脉炎,效果显著。

【加减】伴下肢水肿按之凹陷者,选加茯苓、猪苓、泽泻之属;局部灼热或红肿明显,加蒲公英、白花蛇舌草。如扪之如索状,瘀滞较甚,本方去苍术,加甲珠、当归尾。偶有寒凝脉瘀者,亦可用上方去黄柏、忍冬藤加桂枝、当归、制附片^{先煎至不麻口为度}之类温经散寒。

6.“肾甦”方

【组成】黄芪 50~90g 白术 15~20g 防风 15~20g 怀山药 20~30g 水蛭 8~10g 蝉蜕 10~15g 柴胡 10~15g

【功效】益肺健脾,补肾固精,除湿通络。

【用法】1 日 1 剂,水煎 2 次,分 3 次温服。

【适应证】适用于慢性肾小球肾炎、慢性肾功衰(早中期)、肾病综合征等所致肾功能不全、蛋白尿,证属肺脾肾三脏气虚,湿滞络阻精失者。

【方解】该方为玉屏风散加怀山药、水蛭、蝉蜕、柴胡而成。方中重用黄芪既可益肺脾之气,又可固表实卫,配防风祛邪防止外邪入侵,还能有效防止患者因外感而加重病情。白术甘温,合黄芪增加益气健脾之力,合防风祛风除湿,有效缓解蛋白尿患者小便“风泡沫”的症状,因为郭老认为尿中泡沫多,不仅是精微物质外泄之征,也与风邪内干有关。山药健脾、除湿、补气、益肺、固肾、益精,一药可兼治三脏,且具固精作用,可有效防止蛋白丢失,合白术除湿,还可消水湿停滞之虞。“久病入络”,佐活血之品,而内脏之脉络瘀阻,非虫类搜剔难以深入,故用水蛭、蝉蜕破血通络;且蝉蜕祛风,还能合防风强化祛散风邪之力以更好的消除尿中泡沫。郭老认为,机体正常代谢功能的恢复,有赖于肝之疏泄有度,升降有常,而柴胡一味,能升能散,擅调枢机,加之使气机通畅,清浊各依其路。

【加减】若症见不任风寒,极易感冒,畏寒怕冷,面白少华,腰痛发凉,四肢不温,口淡不渴,夜尿清长,舌淡有齿痕,脉沉细,属肺肾阳虚者,合郭老自拟"阳济生肾气丸"(详见后);若见面红唇赤,口苦咽干,心烦易怒,小便短赤,腰膝酸软,手足心热,皮肤干燥,舌红,脉细数,属肝肾阴虚者,合郭老自拟"阴济生肾气丸"(详见后)。

7. 强心利水方

【组成】黄芪 50~90g　炒白术 20g　泽泻 20g　茯苓 20g　大腹皮 15g

【功效】益气强心,利水消肿。

【用法】1 日 1 剂,水煎 2 次,分 3 次温服。

【适应证】风心病,二尖瓣狭窄,心力衰竭水肿较甚、小便不利者。

【方解】黄芪益气,白术、泽泻、茯苓利小便通阳气,大腹皮理气消肿。本方体现叶天士"通阳不在温,而在利小便"的思想。

【加减】气虚甚者,加人参、太子参之类;阳虚甚者,加制附片、桂枝之类;阴虚加猪苓、麦冬、黄精等;血瘀加丹参、益母草、泽兰等。

8. 抗早搏方

【组成】黄芪 40~50g　太子参(或红参)30g　五味子 10g　麦冬 20g　生地 20g　丹参 20g　桂枝 6~10g　葛根 30g　延胡索 20g　苦参 15~30g　酸枣仁 15g　炙甘草 15~30g

【功效】益气活血,复脉止代。

【用法】1 日 1 剂,水煎 2 次,分 3 次温服。

【适应证】冠心病、风心病、充血性心力衰竭和心肌炎等所致早搏证属气阴亏虚,虚阳浮亢者。

【方解】早搏的脉象,有结代,有促、有屋漏、雀啄等,常无定体,总以气虚不相接续为基本病机。方中黄芪,生脉补气敛气,而以炙甘草益气缓急辅之;麦冬、生地滋阴;桂枝、葛根宽胸通阳;丹参、延胡索活血止痛;气虚神不安,故加酸枣仁安之;苦参则是根据现代药理研究成果可以调节心律而对症选之。

【加减】胸闷、苔白润,为痰气郁滞,去生地、麦冬,加薤白 20g、法半夏 15g、全瓜蒌 15g。若脸唇淡白,舌质淡白,兼血虚者,加当归 15g。若为糖尿病患者,则去炙甘草。脉律正常时逐渐减少苦参用量到减去,以免苦寒太过伤脾化燥也。

9. 四仙解乏方

【组成】仙茅 10g　仙灵脾 20g　仙鹤草 20g　威灵仙 15g　人参 10g　熟地黄 15g　麻黄 5g

【功效】升发肝阳,充养气精。

【用法】1 日 1 剂,水煎 2 次,分 3 次温服。

【适应证】慢性疲劳综合征、低血压属肝阳不振者。

【方解】方中仙茅、仙灵脾温命门之火以壮肝阳;威灵仙、麻黄宣通经络、升散阳气;人参、熟地黄益气补精;仙鹤草为脱力神疲的要药。

【加减】属脾阳不运者,合香砂六君子汤加减;心阳不振者,合生脉饮加减。

10. 升血小板基础方

【组成】阿胶^{烊化}20g　山药30g　制何首乌30g　枸杞子15g　熟地黄20g　鸡血藤30g　黄芪30g　党参30g　白术20g　大枣50g

【功效】调肝理脾益肾,益气养血。

【用法】1日1剂,水煎2次,分3次温服。

【适应证】特发性血小板减少性紫癜肝脾肾亏损者。

【方解】郭老指出血小板减少症多为肝脾虚损所致,由于肝不藏血,疏泄不足,脾不统血,血不归经,郁久化热,营热瘀滞而为病。故用阿胶、制首乌、枸杞子、熟地大补肝血;黄芪、山药、大枣、党参、白术补益脾气;中医认为,瘀血不去,则新血不生,所生之血液需畅达到全身,才能发挥濡养作用,所以稍佐鸡血藤,既能养血,又能活血不耗血,使新血更易生发。此外,药理研究发现,山药、大枣、阿胶、鸡血藤、仙鹤草有较明显的促进血小板生成与释放的作用。如此配伍,既紧扣中医病机,又合理参合现代药理研究成果,病证结合,自然效如桴鼓。

【加减】全身瘀斑兼有出血者,加三七粉^冲10g、仙鹤草20g、藕节20g、丹参20g;稀疏瘀斑兼有鼻、牙龈出血者加白茅根30g、藕节20g、仙鹤草20g;月经量多者加墨旱莲20g、白茅根30g、小蓟15g;阳虚者,加鹿茸、鹿角胶、淫羊藿等;营血分热者,改用犀角地黄汤、黄连阿胶汤加减。

11. 郭氏养胃方

【组成】黄连20g　白及60g　海螵蛸60g　煅瓦楞40g　肉桂

20g　砂仁 20g　沉香 20g　丁香 20g　广木香 20g　甘草 20g　白芷 40g　延胡索 20g

【功效】温中祛寒,行气降气,抑酸止痛。

【用法】共研极细末瓶装,每日 3 次,每次 5g,半空腹,温开水送服。

【适应证】胃、十二指肠溃疡喜温喜按、胀满、反酸、嗳气或欲吐、喜热饮者。

【方解】西医认为,溃疡的发生与胃酸过盛密切相关,故郭老中西汇通以制酸为主要功效拟定此方。方用左金丸配白及、煅瓦楞、海螵蛸制摄胃酸;胃或十二指肠溃疡常以胃痛为主症,郭老认为胃肠皆属阳明,为阳腑,若作疼痛,多受寒邪侵袭,凝滞气机,发为疼痛,故用砂仁、丁香、木香、沉香散寒行气;再佐白芷、延胡索、甘草止痛。诸药合用,以散为剂,轻量久服,使胃气渐复,方可收全功。

【加减】阳虚者,合附子理中丸加减;阴虚者合一贯煎化裁;湿热蕴中者,合黄连温胆汤加减;气滞较甚者,合柴胡疏肝散加减。

12. 阳济生方

【组成】制附片^{先煎 1 小时,以不麻口为度}20g　淫羊藿 30g　生地黄 15g 山茱萸 15g　茯苓 20g　川牛膝 15g　丹皮 10g　车前子 15g　石韦 20g

【功效】温肾助阳,化瘀行水。

【用法】1 日 1 剂,水煎 2 次,分 3 次温服。

【适应证】轻中度肾功能不全属肺气肾阳虚损证。

【方解】本方是济生肾气丸以车前子易泽泻,淫羊藿易肉桂,加玉屏风散肺肾双补,并加水蛭活血祛瘀,石韦利尿而成。

13. 阴济生方

【组成】黄柏 15g　知母 15g　生地黄 20g　山茱萸 15g　茯苓 20g　川牛膝 15g　牡丹皮 15g　石韦 20g　车前子 15g

【功效】滋养肾阴,清解虚热,化瘀行水。

【用法】1 日 1 剂,水煎 2 次,分 3 次温服。

【适应证】轻中度肾功能不全属肺气肾阴虚损证。

【方解】本方为玉屏风散合知柏地黄丸增损而成,玉屏风散益气固表,知母、黄柏、丹皮清退虚热,六味地黄丸滋肾养阴,水蛭活血祛瘀,石韦、车前子利尿而成。

14. 四金加味排石汤

【组成】金钱草 30g　海金沙^{布包}20g　鸡内金、郁金、冬葵子、石韦、枳壳、乌药、瞿麦各 15g　牛膝、桃仁各 12g　茵陈 25g

【功效】化石利湿,行气活血。

【用法】1 日 1 剂,水煎 2 次,分 3 次温服。

【适应证】输尿管(肾)结石。

【方解】金钱草、海金沙、鸡内金、郁金是为"四金",不仅长于化石,还能清利湿热,使有形之石得化后从小便排出;冬葵子、石韦、瞿麦、茵陈强化渗利湿热从小便排出;输尿管位居少腹,为肝经循绕之所,故用枳壳、乌药配郁金疏达肝气,顺畅尿道;桃仁、牛膝活血行气,使气血更复调达,不致石壅尿道,引发剧痛。

【加减】六腑之气相通,且以通为用,大便不通者,加大黄、芒硝等;气滞血瘀较甚者,加郁金、乌药、枳壳、青皮等;血瘀较甚者,加桃仁、牛膝、王不留行等。

15. 通络方

【组成】全蝎^{水洗去盐,与药同煎}8~10g　地龙 15~20g　僵蚕 15g

【功效】搜风通络。

【用法】1 日 1 剂,水煎 2 次,分 3 次温服。

【适应证】各种久病入络,络脉不通病症。如经久不愈的神经痛、血管神经性头痛、舌咽神经痛、坐骨神经痛等。

【方解】全蝎性平,长于息风镇痉、攻毒散结、通络止痛;地龙与僵蚕皆可化痰通络,但二者功效略有不同,地龙可平喘、利尿,僵蚕则没有;僵蚕有散结、祛风、止痛的功效也非地龙可达。三药皆属虫类,为通络要药,合用既强化通络之功,又能互补短长,用于各类络阻,皆可奏效。

【加减】具体根据主病主症进行加减合用。

16. 眩晕方

【组成】石决明^{先煎 30 分钟}30g　代赭石^{先煎 30 分钟}30g　夏枯草 30g
法半夏 15g　车前仁 15g　泽泻 20g　茯苓 15g

【功效】平肝止眩,化痰利水。

【用法】1 日 1 剂,水煎 2 次,分 3 次温服。

【适应证】本方对内耳性眩晕(美尼尔氏病)、迷路炎、前庭神经元炎等,以及脑性眩晕,如脑动脉硬化、高血压等,多种内伤实证之眩晕,均有迅速中止的显著疗效。

【方解】古谓"无风不眩,无痰不晕",上述诸病之眩晕,多由肝风夹痰上扰头目,或阻于中焦使清阳不升所致。方中前三味平肝清肝以制风之动,法半夏祛痰降逆,妙在后三味通利小便,引上逆之风痰下行,有上病下治之义。是方药味不多,却包含从三焦论治之理,故其性味平和而效验彰著。

【加减】眩晕重者,加天麻 15g、石决明 30g;呕吐频繁者,加生姜 15g、竹茹 12g,先少量频服以和胃止呕,呕止则分次给服;头痛者加羌活 15g,血压高者加钩藤 30g;大便秘结者,加大黄 10g 另泡服,解便停后服;伴手足震颤者,加煅龙骨、煅牡蛎、珍珠母各 30g。

17. 抗敏方

【组成】防风 15~20g　蝉蜕 15g　丹皮 15g　地骨皮 20~30g 白鲜皮 15~20g　生地 15~20g　白蒺藜 15g　银花 20g　连翘 15g 甘草 5~10g

【功效】祛风抗敏,凉血清热。

【用法】1 日 1 剂,水煎 2 次,分 3 次温服。

【适应证】各种原因引起的过敏性荨麻疹、皮肤划痕症、过敏性皮炎、鼻炎等。

【方解】各种过敏性荨麻疹和皮炎多是血热生风引起。方中防风为祛风之圣药为主,而以蝉蜕佐之,蒺藜助之,其余诸药均为清热凉血之品,平淡之中具有协同之效,因血热得清则风无由生也。

【加减】过敏性鼻炎,风多于热者,可去银翘,酌加桂枝、白芍;自汗则加黄芪、五味;治各种过敏性皮炎、荨麻疹,尤须保持大便通畅,若大便结燥者,加大黄 10g 另泡服,便通停后服。

18. 口炎方

【组成】麦冬 30g　天冬 15g　生地 20g　黄芩 15g　枳壳 15g 茵陈 20g　石斛 15g　玄参 15g　丹皮 15g　连翘 20g　枇杷叶

20g　车前仁 15~20g　生甘草 5~10g

【功效】滋阴清热,凉血利湿。

【用法】1 日 1 剂,水煎 2 次,分 3 次温服。

【适应证】口腔炎、舌炎。

【方解】各种口腔炎、舌炎多是心胃阴虚生热夹湿为患。方中二冬、地、玄、斛滋阴;翘、丹、芩、枳、草清火;茵陈除湿;车前仁引心胃之虚火湿热从小便而出。且湿与热结多有气滞,故用枳壳宽中调气,共奏滋阴清热除湿之效。此方实即甘露饮(《太平惠民和剂局方》)加减化裁而成,但其作用较之更强。

【加减】大便干燥或秘结者,加大黄 10g(另泡服),解便停后服,务必保持大便通畅;口腔黏膜溃疡多,痛甚,口臭甚者,用银花 30g,连翘 20g,黄连 10~15g,蒲公英 30g,煎汤待温,含漱。用靛玉红撒布溃疡面,更妙。

19. 通便方

【组成】生白术 20g　肉苁蓉 40g　瓜蒌仁 20g　鸡血藤 30g
生地黄 20g　槟榔 15g

【功效】行气通腑,润肠通便。

【用法】1 日 1 剂,水煎 2 次,分 3 次温服。如长期便秘、下而复秘、日久依赖者,可采取逐步减药法服用本方,即第 1 个 3~5 剂,用原方每日 1 剂;第 2 个 3~5 剂,减肉苁蓉 20g;第 3 个 3~5 剂减去肉苁蓉;第 4 个 3~5 剂减瓜蒌仁 5~10g;第 5 个 3~5 剂去瓜蒌仁,只煎服其余药味。在服药过程中,注意养成定时排便习惯,多吃水果、蔬菜和饮水;排便动力减弱者,注意锻炼身体,尤其应加强腹肌、肛提肌的锻炼。

【适应证】本方适用于各种慢性便秘,尤其是各种虚秘,如老年性便秘、习惯性便秘等。

【方解】肠腑以降为顺,肠腑通顺,方能正常蠕动,促进大便排泄。郭老认为,保持肠腑通顺既需要脾的健运,亦需要津血的濡养,还赖腑气的畅达,故拟通便方以生白术健运脾气;肉苁蓉、鸡血藤、生地黄生津养血,濡养肠道;槟榔、瓜蒌仁降气通腑。诸药合用,各司其职,又皆具通便之功,针对便秘自可奏效。

【加减】若大便干结,提示肠燥津亏,常加玄参以增生津润燥之功;胃肠胀气,常选加厚朴、枳实、陈皮助槟榔行气降气;病程日久或舌有瘀点,酌加桃仁活血又通便。

20. 慢性胃炎方

【组成】黄连 10g　槟榔 20g　法半夏 15g　枳壳 15g　香橼 15g　延胡索 15g　白豆蔻 10g　蒲公英 30g　煅瓦楞子 30g　谷芽 30g　炙甘草 5g

【功效】苦辛通降,清化湿热,调气疏肝。

【用法】1 日 1 剂,水煎 2 次,分 3 次温服。

【适应证】慢性胃炎属中焦湿热、肝胃不和者。

【方解】脾胃为表里脏腑,升降中枢,慢性胃炎虽病在胃,实亦赖脾之运化;而太阴脾属寒恶湿,阳明胃属热恶燥,故病机多为寒热错杂,湿热阻滞。故仿半夏泻心汤创调治慢性胃炎方,以黄连、蒲公英伍半夏、白蔻辛开苦降,调节中焦枢纽气机;枳壳、香橼、槟榔、延胡索调气止痛;并参合药理研究,酌加煅瓦楞子制酸养胃;又因蒲公英、黄连苦寒,恐其久服有败胃之弊,故佐谷芽、炙甘草调护胃气。全方配伍精当,共奏平调寒热,中和湿热之功。

【加减】偏寒湿者,本方去黄连、蒲公英,酌加丁香 10g、吴茱萸 5g、高良姜 10g 亦有效;若呕吐者,去蒲公英加生姜 15~20g。

21. 肠胀气方

【组成】白豆蔻 3 份　沉香 1 份　木香 2 份　厚朴 3 份　青皮 3 份　炒莱菔子 3 份　麝香 1/30 份(或用薄荷脑)

【功效】行气消胀。

【用法】研极细末,瓶装备用。每服 5g,温开水送下,重者 2 小时 1 次。一般用药 1~2 次,即矢气或嗳气而缓解。

【适应证】对各种腹胀均有效,但对于腹水、肿块、膀胱过度充盈以及如幽门梗阻、胃扩张、肠梗阻、肠结核、胃肠肿瘤、早期肝硬化等器质性疾病引起的腹胀,则宜配合其他方法使用。

【方解】治腹胀之要,在审因论治的基础上,总不忘治气。故方用白蔻、沉香、木香、厚朴、青皮行气调气为主;佐莱菔子既能行气,又能消食;气得辛散更易通行,故伍少许麝香(也可用薄荷脑代替)辛香走窜,畅行气机。但需注意,本方仅是临时缓解腹胀的方法,腹胀减轻后应从本论治。

【加减】如因饮食积滞导致,酌选山楂、神曲、鸡内金;气虚不运,去莱菔子,加人参、白术;若因腹水致胀,选加茯苓、猪苓、泽泻。

二、用 药 心 得

1. 黄芪　郭老喜用且擅用黄芪治疗一些疑难重症。黄芪,味甘,微温,无毒,具有补气固表,托疮生肌、利水的功效,主治脾胃虚弱、食少倦怠、四肢倦怠乏力、少气懒言、中气下陷有良好效果。郭老应用黄芪主要有以下四个方面：一是发挥其小量补气升阳，长于升举之力。常应用于治疗气虚下陷所致的脱肛、子宫脱垂、胃下垂、肾下垂、崩漏及眩晕乏力，或短气不足以息等，并常与人参、白术、升麻、柴胡等同用；二是中等剂量以益气固表。多应用于表虚不固之自汗证。若卫气不固，汗出，又复加外感风邪者，可与防风、白术，以固表逐邪；三是托疮排脓。常应用于疮痈久不溃破，或疮疡内陷，有促进溃破及局限作用。又可用于疮疡溃破之后，气血虚弱，久不收口之患者，有生肌收口之作用，常配伍金银花、皂角刺、蒲公英等用之；四是大剂量运用以利水消肿。常应用于阳气不运所致之虚性水肿。通过黄芪补气健脾，使脾阳得运而水利肿消。各种原因引起的水肿而兼有气虚的，亦可用之，且常与防己、茯苓、白术等同用。

2. 参类　中药材中名为"参"的很多，有人参、党参、太子参、西洋参、沙参、玄参、丹参、苦参等。郭老认为它们的性味功用有的相似，有的则相去甚远，因此应区别运用。如人参、党参、西洋参、太子参均为补益药，其特点是人参、党参重在补气，但补气也有区别，红参偏于补心气，党参偏于补脾气，故心脾两虚之证常二者同用。西洋参、太子参既能补气又能益阴，而沙参偏于滋阴而不能补气。丹参偏于活血药，玄参属凉血滋阴解毒清热药。苦参则清热燥湿效佳，郭老对其有独特应用，下边专述。

郭老认为益气之药，首推参、芪，但二者各有所长。益气固脱，芪不如参，而益气行水、行血，则参不如芪。人参在阴补阴，在阳补阳，能温能清，可升可降，是一味双相调节之良药，故寒、热二证皆不可或缺。凡未经气化而停滞发生浮肿之水，统称浊水，浊水不去，则气化阻滞，阴阳格拒，最易发生离决而致脱厥之变。黄芪为益气行水主要药，以北黄芪为佳，用量50~90g，视病情而定。

3. 苦参　大苦大寒,纯阴沉降之品。近人常用于心律失常的治疗。心律失常属中医惊悸、怔忡等症范畴,对于异位搏动及快速性心律失常,过去多依"脉结代,心动悸,炙甘草汤主之"径用炙甘草汤,有效者,有不效者。近几十余年,研究者发现苦参对多种快速性心律失常有效,实践结果表明,苦参有降低心肌收缩力、减慢心搏、延缓房性传导以及降低自律性等作用。郭老采用这一成果,在辨证用药的同时,加用苦参,经长期实践证明,确有较好效果。但郭老认为其性苦寒用于滑数之脉结代"早搏"疗效显著,而用于迟缓之脉结代则效果欠佳。

4. 麻黄　其主要功用有四:发汗散寒;宣肺平喘;行水消肿;散阴疽,消症结。临床上最常用为辛温发汗药。但郭老经常用其宣肺平喘作用治疗风寒外侵、毛窍束闭而致肺气不得宣通的外感喘咳证。表证已解,仍喘咳的,改用炙麻黄。郭老认为生麻黄发汗解表力大,炙麻黄发汗力小而平喘止咳的效果较好。临床上有"麻黄以杏仁为臂助"的说法,因此郭老临床常配伍杏仁同用。郭老除运用麻黄解表平喘之外,还用它行水消肿之功。主要用于上半身水肿明显的,或头面四肢水肿或急性水肿兼有表证的治疗。这与"肺主皮毛、肺布津液下输膀胱、肺与大肠相表里,水肿病其本在肾,其标在肺"等理论有关。郭老运用越婢加术汤(麻黄、生石膏、苍术、甘草、生姜、大枣)加减,治疗肾炎病的水肿,也取得了一定的疗效。但郭老最后提醒麻黄升散太过,凡有高血压、冠心病心绞痛而兼有喘咳者,当慎用,宜以薤白或地龙代之。

5. 大黄　苦,寒。归脾、胃、大肠、心包、肝经。为中药"四维"之一。其功用为攻积导滞,泻火凉血,行瘀通经。郭老对该药的独特运用是在对结石病症的治疗中常用到大黄。因为郭老认为,六腑一气相通,以通为用,临床用大黄通大便以泄胆腑,下燥屎以消胃滞。同时郭老认为腑气通畅,有利于肝气疏泄,从而利于结石的排出。

6. 芍药、甘草　郭老常二药大剂量合用以平肝、柔肝、缓肝、敛肝,用于治疗肝风内动之证之顽固性呃逆、眼睑抽动、肠鸣音亢进之肠鸣辘辘者有特效。但对于腹满患者常慎用或配木香、砂仁等理气之品,以防呆补。

7. 羌活、葛根　二药性质升散,金元四大家李东垣常用之升阳散火、升阳除湿。郭老经验认为,二药与温阳药伍则升阳散火,与益气药伍则升气举陷,与滋阴药伍则升散津液,与活血药伍则升血通经,与除湿药伍则祛风除湿,随其配伍而功用不同,故广泛用于心脑血管疾病。

8. 桂枝、附子　郭老认为附子禀纯阳之性,奋至猛之威,振奋阳气,鼓动活力,如黎照当空,为一扫阴霾之气的极品。然而,由于每个人对附子的耐受力不同,故不宜贸然使用较大剂量。一般用制附片从 15g^{先煎50分钟} 开始,逐渐增至 30~40g 即可。桂枝温通心阳,化膀胱之气,行太阳之水,有心悸、浮肿者必用之。阳气式微,阴霾充斥,桂附乃必用之品,温振元阳非附子莫属,温通心阳赖桂枝方通。

9. 乌梅、黄连　郭老在治疗慢性泄泻时喜二者相伍。乌梅味酸微涩、性温,归肝脾肺及大肠经;而黄连味苦性寒,归心肝胆胃及大肠经。二者虽一温一凉,但功用相近,均为治泄痢之圣药。黄连,能清热燥湿厚肠,治湿热下痢泻不止,常与辛香行气的木香合用,如《李绛兵部手集方》香连丸;若痢久失治,下痢黏滞者,与当归、阿胶、石榴皮配伍,如《千金方》舟车丸;若脏毒下血,与猪大肠为丸,如《仁斋直指方》脏连丸。而乌梅,既能敛肺涩肠,故脱止泻,又能收敛止血,善治泻痢不止。对泻痢日久,正气已衰者,可单用,如《肘后方》治久痢不止,肠垢已出方;亦可配肉豆蔻、人参、罂粟壳、炮姜同用,收温中健脾、止泻固脱之功,如《证治准绳》固肠丸。

10. 全蝎、地龙、僵蚕　三药郭老常联用,并组成"通络基本方",临床广泛应用于各种神经痛、哮喘较剧烈者,通络解痉,顿挫病势,往往有奇效。但三者又有区别,应注意区别运用。蜈蚣与全蝎皆有息风镇痉、解毒散结、通络止痛之功效,二药常相须为用。然全蝎性平,息风镇痉、攻毒散结之力不及蜈蚣;蜈蚣力猛性燥,善走窜通达,息风镇痉功效较强,又攻毒疗疮,通痹止痛效佳。而地龙与僵蚕功效都是不一样的,地龙有平喘,利尿的功效而僵蚕则没有;僵蚕有化痰散结,祛风止痛的功效而地龙却没有。

综上,郭老方药运用独到,且经验宏富,挂一漏万,绝非本文所能涵盖,书写本篇只为抛砖引玉,我辈后学应继续对其进行深入整理、挖掘、研究,使之得到传承发扬,以期为广大患者更好地服务。